病気にならない15の食習慣

楽しく生きる長寿の秘訣

聖路加国際病院理事長・同名誉院長
日野原重明

日本未病医学研究センター所長・医学博士
劉《リュウイン》影

青春出版社

まえがき

老年医学という言葉をご存知でしょうか。

老化現象を中心に、老年期の疾患や症状の治療法を研究する学問です。私は、この学問に65歳ぐらいから興味を持ち始めました。すると、老いていく自分を観察するのがおもしろくてたまらなくなりました。

自分の老化を認めるなんていやだという人もいるかもしれません。それは、冷静に自分と向き合っていないからです。愛情を持って見つめようとしないからです。どんな運動がいいのか、何を食べたら良いだろうかと、仮説を立て、自らの身体で実験し、思うような結果が得られたときは楽しいものです。

また、96歳になった私の口から、ときどき思いがけない言葉が飛び出すのも愉快です。先日、テレビの収録中に出た言葉はこうでした。

「バイキングで3000円払って、4000円分食べようとする人は長生きしませんよ」

なんと的確なたとえでしょう。説得力があるなと我ながら感心しました。老人の頭のなかには、こうした知恵ある言葉がぎゅっと詰まっているものなのです。

そういうものを引き出してきて、若い人たちに伝えることがあるのではないか、こう思ったときに浮かんだテーマが〝食〟でした。糖尿病や心臓疾患、がんなど、生活習慣病と呼ばれる病には、悪しき生活習慣が起因します。

とくに食習慣の影響は大きく、食習慣を変えれば、かなりの高い確率で症状が改善されたり、また進行を遅らせたりすることもできます。

私たちが次世代に遺すべきものは、長い人生から得た生活の知恵、そして良い食習慣ではないか……。

この本の誕生には、こうした経緯がありました。私の習慣のなかには、個人的なものもありますし、若者にはそぐわない面もあります。そこで、東洋医学がご専門の劉影先生に、養生医学の立場から解説を付け加えていただいたことにより、若い人から高齢者まで、年齢を問わずに実践できるようになっています。

「私は今まで出会ったすべてのものの一部である」とテニスンはいいます。私もこれまで、多くの人格者、多くの良書とめぐり逢いました。私の著書に、よく先人たちの言葉が登場しますが、それらは、私が若いときに読んだ本で見つけた言葉です。何十年も心のなかで生き続けているのです。

みなさんにとって、この本が素敵な出会いの1つになりますように。

食べることは、生きること。もしあなたが楽しい生き方を見つけることができたら、私は、自分のなかから飛び出す言葉を反芻《はんすう》し、今日からまた、新たな気持ちで、老人学の研究に励むことにします。

2008年1月

日野原重明

病気にならない15の食習慣／目次

構成／上村久留美
写真／田附愛美
本文イラスト／さとうみなこ
ＤＴＰ／ディーキューブ

習慣1

〝1日3食〟の間違い

健康のために食習慣に気をつけるのは大切ですが、こだわり過ぎは考えもの。1日3回、食事をとらなければと必死になっている人を見ると、かえって身体に悪いようにも思います。忙しいときは抜いてもかまいません。1人1人性格が違うように、身体もライフスタイルも違いますから、自分に合った食習慣を研究、実践してみましょう。

食への関心が高まる時代
——良い習慣が心と体を育む。

これは、講演活動などを通じ、私が根気良く語り続けてきたことです。最近は、そのなかでも食習慣について尋ねられることが増えたように思います。

平均寿命をとうに過ぎても現役で、忙しく仕事をしている点が注目され、「先生の食習慣に秘密がありそうですね」という質問になるのです。

次々と起こるサプリメントブーム、また、「食育」といった言葉が注目される時代においては、ごく自然のことといえるでしょう。多くの著書に、良い食習慣を身につけることの重要性、それを若い世代に受け継いでほしいと綴《つづ》っているのも、こうした質問を受ける理由と考えられます。

さて、「何を食べているか」という質問に私がどう答えるか。それは必ずしもインタビュアーを満足させる内容ではないと思います。

まず朝食は、野菜や果物のジュースにオリーブ油を茶さじ1杯注いだものと、コップ1杯の牛乳、それと牛乳入りの温かいコーヒーを飲むだけです。しかもキッチンに立ったまま。朝は忙しく、ドリンク1杯さえ、味わって飲んでいる時間がありません。けれども、それ以上に時間の取れないのがランチタイムです。日によっては来客が絶えませんし、ひっきりなしに電話も鳴ります。書類や本の隙間に、ちょこんと置かれた1杯の牛乳と2～3枚のクッキー。それが、私の昼食と分かる訪問者は、さて何人いるでしょうか。ところが、そのクッキーすら、思うように食べられない日があるのです。

ここまで話すと、たいていのインタビュアーは、困った顔になります。食習慣の重要性を語る、本人の食生活がこれでは話にならないというわけです。時間が経《た》ち、かわき気味のクッキーを指して質問を続けます。

「このクッキーには、先生のこだわりがあるんですか？」

「別にありませんよ。どんなクッキーでもいいんです。ただ、甘みは少ないものにしていますけどね」

おまけに、「お腹がすくのは仕事に集中してないからです。私は、熱中すると空腹なんて感じません。執筆に夢中で、気づいたら食事するのを忘れていたなんてことはしょっちゅうですよ」などと、つけ加えるものですから、その表情は、よけいに暗くなります。

1日のトータルで考えれば大丈夫

けれども、肝心の話はこれからです。朝食や昼食の欠点をカバーしようと、夕食のバランスには気を遣います。

野菜を中心に、魚や肉などの動物性たんぱく質もしっかり摂取。お茶碗にかるく1膳ほどのご飯もよく味わって、ゆっくり食事を楽しむのです。もっとも、週の半分は会食やパーティーがあるのでこうはいきませんが、それでも、なるべくバランスを考えて、昼間、摂取できなかった野菜や果物、たんぱく質などを意識的に摂るようにしています。

私としては、こうして夕食に気を配ることで、十分に栄養を補っているつもりですが、この食習慣を良しとしない人は多いかもしれません。そういう人たちは、バランスのとれた食事を、1日3回、きちんと食べることが基本だといいます。

たしかに成長期の人間にとっては、1日3回、栄養バランスの良い食事をとることは不可欠です。最近では朝食抜きの子どもが増えているようですが、エネルギー不足では、脳も身体もうまく作動しませんし、成長面でも支障を来たします。

けれども、成長期を過ぎた人は違います。毎日、自分にとって必要なエネルギーを補給すればいいのです。1日中身体を動かしている人やスポーツ選手の場合は、朝、昼、晩と、いずれもカロリーがあって、バランスの良い食事が必要でしょうが、デスクワークが中心の場合は、私が夕食に重点をおいているように、1日のなかでバランスをとるようにすれば十分だと思います。

〝規則正しく〟より〝身体に合わせて〟

朝食を抜くと太りやすい身体になると信じ込んでいる人がいますが、そういう研究報告はされていないと思います。発育期の子どもたちの調査では、1日3回食事をとらないと身体に悪いという報告はありますが、仕事に追われる40代、50代が、朝食抜きで出かけるのは、今の日本の社会においてはむしろ普通で、朝からゆっくり食事ができるという人のほうが珍しいでしょう。責任ある仕事を任されている人ほど、朝は忙しいものです。

そんな状況を気に病むことも、また、出勤途中に無理に何かを食べようとする必要もありません。朝食ぐらい抜いたって大丈夫。

もしかすると、「朝食をしっかり食べるより、抜くくらいのほうが調子いい」と感じることがあるかもしれません。実際、先夜の過食を調整するには、朝食を抜くほうが身体に良い場合もあります。

時間短縮のため、ろくにかまないで朝食を食べたり、また、熱いものを急いで胃に流し込んだりしている人がいますが、そのほうが、朝食抜きより、胃に負担をかけているといえるでしょう。

大切なのは食事の回数ではなく、〝質〟です。栄養素は偏っていないか、その量は自分の生活に見合ったものかどうかという点で判断してください。それも、1食ごとではなく、1日、あるいは2日単位でトータルに考えれば問題はないでしょう。

現代人が食生活で気をつけるべきことは、糖質や脂質、塩分などの過剰摂取です。1食抜いたからといって、エネルギー不足になることはまずありません。

私の場合、回数にすれば1日3回ということになりますが、朝、昼は食事らしい食事とはいえません。それでも食事を抜く場合があります。

学会などで海外に出たときは、どうしてもカロリーオーバーになってしまいますから、そういうときは、帰りの機内食には手をつけないとか、帰国後しばらくは、昼のクッキーを抜くなどして、バランスを保とうとします。

食事を抜いたほうが体調も良く、爽快にさえ感じることがあります。

96歳でも元気なのは、規則正しく食べているからではなく、身体に合わせて臨機応変に食べているからかもしれません。

食事は回数よりバランス

年齢とともに変化する食習慣

中国に古くから伝わる諺《ことわざ》に「福は口から、病も口から」というものがあります。良い食事は心身を健康にして幸せをもたらすが、それが乱れると病気になりかねない、ということを示しています。つまり、食事には、健康を左右する力があるということです。

実は、日野原先生の食生活を聞いたとき、私も驚いたうちの1人でした。仕事に熱中していたら、お腹がすかないなんてとんでもありません。私は、仕事に集中すればするほど、脳が疲労して空腹を感じます。そんなときは、甘いお菓子をつまんだり、チョコレートを口に含んだりします。

いったい、先生の身体は、どうなっているのでしょう。以前、中国で、ほんの少量食べるだけで生きられるという人と出会ったことがあり、彼は「大自然の気からエネルギーを得ているので空腹を感じない」とまるで仙人のようなことを言っていました。

日野原先生にも、こんな超人的な雰囲気を感じることがあります。やっぱり、これは90歳まで生きてみなければわからないことなのでしょうか……。

けれども、食事の回数に関しては、私も日野原先生と同意見。成長期までは3度の食事をバランスよく、しっかりとる必要がありますが、成長期を過ぎたら自分のライフスタイルに合わせて、食習慣を変えても構わないと思います。若いときは過食気味の人も、食欲は年齢とともに落ちますから、変えざるを得ないという面も出てくるでしょう。

たとえば、私の先輩に、残った料理を必ず最後に片付ける人がいました。大勢で中華料理を食べれば、料理が残ることもあります。しかし、彼はそれを平らげないと気がすまないのです。日本では、料理を残さないのが良き習慣とされていますが、中国では違います。とくに食事会の際、招かれた客が料理を残さず食べたら、招いたほうは、〝今日の夕食は十分でなかった〟と思います。余らないということは、料理が足りなかったことを意味するのです。国が違えば、食習慣もこれだけ違うというわけで、ですから、私などは、料理を残すことにあまり抵抗がありませんでした。

そして、ある日の食事会でのこと。お皿にはまだ料理が残っていました。

「先生、どうしたの、今日は残したままでいいのですか?」

すると、残念そうな表情で、こんなふうに答えました。

「食べたくてもね、もう入らないんだよ」

私は先輩の過食を心配していましたから、彼のがっかりした表情に同情しつつも、安心したのを覚えています。

意識すべきは回数ではなくバランス

食事量が減ってきたときに、注意しなければいけないのがバランスです。

若いときは多少食べ過ぎても大丈夫ですし、また、たくさん食べられるから、よほどの偏食でない限り、偏りもなかったと思います。

ところが、量が減ると、とたんに偏りが出るという場合も少なくありません。好きなものだけで満腹になってしまい、ほかの料理に箸が伸びないというパターンです。さっぱりしたものを好む人は、野菜ばかりでたんぱく質不足になったり、脂っこい料理が好きな人は、脂質過多になったりしてしまうということが起こってきます。

実は、人間にはタイプによって、身体に合う食べ物と合わない食べ物があり、東洋医学ではそれを治療にも取り入れています。

たとえば、アロエやうこんなどは、健康に良い食材として注目され、サプリメントなどにも使われていますが、身体の冷えやすい人が食べると、胃腸の働きを鈍くしてしまうことがあります。

最近では、良質の水を飲む健康法を実践する人が多く、ペットボトルを携帯する人をよく見かけます。代謝の良い人なら、たっぷり水をとっても問題はありませんが、腎機能が弱っていたり、むくみやすい人が多量の水を摂取したりすると、よけいに代謝が悪くなってしまいます。

また、食材を選ぶにしても、好きなものが必ずしも身体に合うとは限りません。身体に合わないものを食べ続けると、生活習慣病を発症する可能性が高いということも、ここ20年の研究で明らかになってきました。

これを食事の回数と合わせて考えるなら、1日3回、食事をとっても、身体に合わない方法を実践していたら、かえって身体を痛めてしまいます。

大切なのは、情報や流行に左右されず、自分に合った食材や食べ方を探すこと。その意味で、日野原先生が実践されているのは、先生の身体やライフスタイルに合った方法なのだと思います。

そういえば日野原先生は、自らの身体でさまざまな実験をなさっていて、そのつど、「今、じょうずな転び方の練習をしているんですよ」「身体に負担のかからない寝方について研究しているところです」と言っておられました。そして、答えが得られたときの、うれしそうなこと……。日野原先生を見習って、そんなふうに、独自の健康法を見つけるのも楽しいことだと思いませんか？

試行錯誤を重ねることで、自らのコンディションを意識するようになり、より健康になっていくのではないかと思います。

習慣2

寝る前に食べても大丈夫

一般的に、夜、寝る前に食べるのは身体に悪いとされています。内臓に負担をかけるとか、睡眠を妨げるなど、理由はいろいろありますが、多くの人にとって、ゆっくり食事ができるのは夕食のみ。帰宅時間が相当遅い人もいます。就寝前の食事を禁止したら、満足に食べられないというストレスに悩む人が増えるのではないでしょうか。

朝、昼、夜のバランスは2対3対5

「身体に負担をかけない食べ方は、まず夕食を軽くすること。そして、食べてから就寝まで、少なくとも3時間はあけてください。できたら、夜9時以降は食べないことです」

医師や栄養士から食事指導を受けた経験のある人は、必ず、こんな内容のアドバイスを聞いているはずです。

たしかに、これを実行できれば理想的ですが、会社勤めの人には、なかなか難しいようです。残業続きで、深夜11時ごろに帰宅。それから急いで食事をする人も少なくありません。明朝、遅れずに出社するためには、なるべく早くふとんにもぐりこまなくてはならず、食後、ゆっくりするというのは、休日の前日でもない限り無理ということになるでしょう。

私も、そういう人たちと同じで、食事のウエイトがいちばん重いのは夕食です。割合でいうなら、朝食：昼食：夕食＝2：3：5ということになるでしょう。

そんな私に対して、周囲からは身体を案ずる声が聞こえてきそうです。

「朝食や昼食をしっかりとるようにして、夕食を軽くしないと、身体に負担になりませんか?」

けれども、不安に感じたことはありません。とくに胃腸が弱いとか、胃腸の調子が悪いという場合を除けば、食べる時間にあまり神経質になる必要はないと思っているからです。第一、夜9時以降は食べられないということになったら、忙しい人は満足に食事ができない日々を送ることになり、それこそ身体を壊すか、栄養失調になってしまいます。

何年も、夕食にウエイトをおいて食べ続けてきた私が言うのですからたしかです。1日の緊張を解く意味でも、食べることは非常に大切なことなのです。

私の場合、食後に仕事の整理をしたり、原稿を書いたりすることが多いのですが、ときには、食べてすぐに寝ることもあります。けれども、寝苦しかったり、胃がもたれたりすることはまずありません。

あるとき気づいたのですが、食後すぐの睡眠が身体に負担だと感じるのは、寝方に問題があるようです。あおむけに寝るのはあまり良い方法とはいえず、そこで、私が提案したいのは、うつぶせに寝ることです。

すでに私の身体で実証済みなのですが、うつぶせ寝は、食後でもよく眠れるだけでなく、続けると肺活量も増えるようです。私は大学生のときに結核を患《わずら》ったため、肺活量が少なかったのですが、うつぶせ寝によって肺が鍛えられたのか、肺活量が13000から2000にまで増えました。体型を考えると、女性には不向きかもしれませんが、胃下垂の人には楽な寝方だと思います。

常識は変わるもの

くれぐれも、誤解しないでほしいのですが、私は寝る前に食べることを推奨しているわけではありません、ただ、どうしても夕食時間が遅くなってしまう人に、少しでも負担のない方法を提案しようというわけです。

いっぽうで、遅い時間の夕食を、それほど悪いと思っていないことも事実です。なぜなら、それが科学的に実証されているわけではないからです。医学の常識に変化はつきもの。極端な言い方をすれば、きのうまで正しいとされていた理論が、翌日には疑問視されることも少なくありません。医学の限界というよりは、それほどに人間の身体は神秘的であり、解明されていないことが、まだたくさんあるということなのでしょう。

たとえば、こんな例があります。

風邪を引いて熱が出た場合、入浴を控えるというのは、いつのまにか常識のように信じられています。しかし、入浴が悪いという実証はありません。そこで、私は、ある実験を試みました。

38度以上の熱が出たときのことでした。アスピリンによって熱は下がったものの、身体はぐったり。常識で考えるなら、そのまま床に入ろうとするでしょう。ところが、ふっと思ったのです。

〝おふろに入ってから床についたほうが、気持ちいいんじゃないかしら。もしかすると、風邪も早く治るのではないか〟

発熱の直後ですから、普通の医師なら入浴を諦《あきら》めるでしょう。ところが、思い切って湯船につかると、とても気持ちがよく、翌日には熱も下がって、さわやかな朝を迎えることができました。

そこで気づいたのです。風邪の患者さんに、入浴を禁じるのは医師の都合に過ぎないのではないだろうか――。入浴後に肺炎でも併発したら、医師としての責任を問われることになってしまうからです。ですから、ときには常識にとらわれることなく、自分自身の感覚を信じたほうが、回復が早まることもあるのです。

80歳で鼠蹊《そけい》ヘルニアの手術をしたときは、「2～3日で退院させてください」といって、医師を驚かせました。10日間の入院が必要との診断でしたが、それほど入院しなくても大丈夫だと感じましたし、私のような高齢者が、10日も身体を動かさないでいたら、身体がなまってしまうと思いました。それに何より大事な講演の約束が控えていたのです。

結局、医師が止めるのも聞かずに、痛み止めを通常の倍くらい飲んで講演に出かけましたが、再発もなく、順調に回復しました。

睡眠時間についても、同じことがいえます。一般的に、身体の疲れを癒すには、6時間から7時間程度の睡眠が必要とされていますが、私の平均睡眠時間は、5時間を切っていると思われます。ときには徹夜で原稿を書くことがあるからです。

しかし、睡眠不足による疲れを感じたことはありません。それより、原稿を書き上げたという達成感のほうが強いため、疲れなど吹き飛んでしまうのです。

いっぽうで、7時間以上睡眠をとらないと体調が悪い人もいると思いますし、季節によって睡眠時間が変化する場合もあるでしょう。そういう人は、私の習慣を参考にしたら身体を壊してしまうかもしれません。

このように、常識や通念というものは、すべての人に当てはまるものではありません。大切なのは、そういうものに左右されずに、自分の身体に合った独自のものさしを持つことではないでしょうか。

劉影の養生ガイド

深夜の夕食では何を食べればいいか

現代人の生活に合った養生法を

日野原先生の実行されている、朝食：昼食：夕食＝2：3：5というのは、まさに現代を生きる人の典型的な食べ方だと思います。この数字からも、先生が現役として、日々忙しくされていることが想像されます。

いうまでもなく、このような食べ方は、東洋医学の考え方とは相反するものです。東洋医学では、人間の身体を自然のなかの1つの要素として考えますから、その行動も、自然に則したものでなければなりません。ですから、朝は日の出とともに目覚め、労働や勉学など日のあるうちに済ませ、日没とともに休むというのが基本です。

理想的な食事のとり方としては、まずウエイトを朝食におきます。1日の始まりにこそ、たっぷり栄養補給をすべきであり、しかもその食べものは良質でバランスがとれていなくてはなりません。昼は適度に空腹を満たせればよいので、朝食ほどたくさんとる必要はありません。そして、1日のしめとなる夕食のポイントは、何より少量であること。身体を休める前ですから、できるだけ少なくして内臓への負担を減らそうという配慮です。

この養生法を数字で表すことはできませんが、朝食を重視するという点では、日野原先生はじめ多くの現代人が、東洋医学の養生法に逆らって生きていることになってしまいます。

そして、この傾向は、実は私にも当てはまるのです。多くの医師と同じように、患者さんには理想的な食事法をすすめながら、自分自身は反対のことをしているのが現状。もちろん、寝る直前に食べることもあります。

そこで痛感するのは、私たちはこれだけ夜型の社会に生きているわけですから、単に〝不養生〟と片付けることはできないということ。東洋医学の教えをもっと現代風に変えていかなくてはと思っています。

入口と出口を意識する

ものを食べるということは、人間の大切な欲求の1つですから、あまり制限が過ぎるとストレスになって、過食や肥満を招いたりすることにもなりかねません。もし、寝る間際しか食事をとれないのなら、それはそれで仕方のないこと。寝る前に食べても大丈夫な方法を取り入れることにしましょう。

そこで、私が実践しているのは薬茶を飲むことです。薬茶といっても難しく考える必要はありません。本格的な中国茶を選ばなくても、最近では、特定保健用食品に指定され、さまざまな効果を持ったお茶が売られています。血糖値の上昇を抑えるもの、コレステロール値を下げるもの、腸内環境を整えて消化吸収を助けるものなど、その効果は多岐にわたります。

また、薬局でも、食べ物の脂肪を分解するウーロン茶やプーアール茶、胃腸の働きを活発にするジャスミン茶など、さまざまな薬茶を見かけます。

夜遅い食事の後処理としては、消化吸収を助け、脂肪を燃焼させる作用のあるウーロン茶やプーアール茶を選ぶことにしましょう。飲み方としては、まず食事の前に少量飲み、さらに食事をとりながら飲むという方法が良いでしょう。

とくに特定保健用食品のお茶は、食前や食事中に飲むこと。食後に飲んでも効果はありません。このように、入口だけでなく、常に出口を意識して食べることが重要なのです。

ただし、売薬の力に頼るのは避けてください。

「ゆうべ飲み過ぎてしまった」とか、「食べ過ぎで胃が重い」と、朝から胃薬を探した経験は誰にもあるのではないでしょうか。最近では、食べる前に飲むといった胃腸薬も市販されていますが、これはよくないと思います。

たとえ、過食をしてしまったとしても、こうした薬に安易に手を出すのは危険。薬には必ず副作用がありますし、飲み続けることで、内臓が鈍化し、さらに強い薬を求めることにもなりかねません。

遅く食べるのは仕方ないとしても、過食には十分注意してください。過食予防としては、スープや野菜サラダなど、低カロリーのものでまず空腹を満たすこと。そのあとで少量の炭水化物やたんぱく質等を摂ります。動物性たんぱく質を摂取する場合は、肉より、胃腸に負担の少ない魚を選ぶようにしましょう。

深夜の焼肉店で、焼肉をお腹いっぱい食べるなんていうことのないように注意してくださいね。

過食に注意し、入ったものを上手に外に出せれば、寝る間際の食事もそれほど負担にはならないでしょう。

そして、日野原先生が推奨するうつぶせ寝にトライしてみるのも良いかもしれません。うつぶせ寝の効果については、東洋医学の立場から語ることはできませんが、寝しなに食べるにしても、うつぶせ寝ができる程度の量に抑えておくといった、そんなバロメーターとして考えることもできそうです。

習慣3

脳を鍛える〝かむ〟習慣

食べるという行為は、生まれてから死ぬまで続く、生きるには欠かせないことです。そこで、どうせ食べるなら、効率よく食べたいもの。食べ方によっては、脳をすっきりさせたり、集中力を高めたりという効果があります。食べ方ひとつで、人生が変わるかもしれません。とくに、子どもを持つお母さんにお知らせしたい食習慣です。

粗食こそが長寿の秘訣

私がこんなに元気でいられるのは、何を食べたからというのではなく、むしろ食べなかったからではないか、そう思うことがあります。20代で日中戦争、30代では太平洋戦争を経験。今からは想像できないでしょうが、この時代は食料がなく粗食を通す以外に方法はありませんでした。けれど、その後、飽食の時代になっても、過食に走ることなく、粗食の習慣を守り続けたのが良かったようです。

私は今、75歳以上の人を「シニア会員」、60歳からを「ジュニア会員」、そして20歳以上を「サポート会員」とする「新老人の会」を組織して、戦争体験を語り継いでいますが、シニア会員の方々が私と同じように元気なのも、やはり若いときの粗食のおかげではなかったかと思っています。

街にはコンビニエンスストアーやファストフード店が並び、家庭で調理しなくても、どこでも食べものが手に入る時代に、粗食なんて言ってもピンとこないかもしれません。しかし、そこは、お母さんたちが意識を持って、子どもたちの将来のために、せめて過食にならないように導いていってほしいと思います。

ネズミを使った実験では、こんな結果が得られています。ネズミを2つのグループに分けて、いっぽうには十分にえさを与えず、もういっぽうにはいつでも好きなだけえさが食べられるようにしておく。すると、いつもお腹をすかせているグループのほうが、ずっと長く生きることがわかったのです。

また、もののない時代に育った人間は、感謝の気持ちを知っています。どんなに粗末な食事であっても、それを与えてくれたこと、与えられた幸せに感謝しながらいただいたものです。ところが、現代では、そうした感性も鈍っているのではないかと思うのです。食卓に並ぶものを当たり前のように口に運ぶ毎日。そこには感動もなければ、喜びもありません。かつて砂糖が貴重だった時代、私が訪問先で出された角砂糖を、家族の喜ぶ顔を思い描きながら家にもち帰った喜び、大切なものを分け与えるという思いやりがなくなってきています。そして、それが人と人との絆を希薄にしているように思えてならないのです。何でも手に入るような環境は、かえって子どもを不幸にするともいわれています。

今、食育ということが盛んにいわれていますが、〝食〟を通して、健康面だけでなく、精神面の健康を考える時期にきていると思います。

〝かむ〟習慣がもたらす多くの効用

私たちが実践してきたことで、今の子どもたちに欠けていること、それは、よくかむという習慣です。昔の人は、食べものをほおばる子どもたちに対し、「よくかんで食べなさい」と、必ずたしなめたものですが、今のお母さんからは、そんな声をあまり聞かなくなりました。なかには、子どもが嫌うからと、やわらかいものばかりを食卓に並べるお母さんもいるようです。

けれど、〝かむ〟ということには、予想以上の効用がありますから、今一度、見直してほしいと思います。よくかむと、消化吸収が高まるだけでなく、脳が活性化するのです。あごの筋肉を動かすと脳の血行がよくなって、頭の働きがよくなるという仕組みです。

脳を活性化させることは、育ち盛りの子どもだけでなく、大人にも大切なことです。中高年の間では、脳トレーニングが流行っています。特別な道具を購入し、時間をかけてトレーニングに励む人が多いようですが、実はそんな費用も時間も必要ありません。食べ物をよくかむだけで、脳は生き生きと動き始めるのです。

よくかんで食べると、満腹中枢を刺激しますから、過食気味の人やウエイトコントロールの必要な人にも良いということになります。

また、脳の活性化には、さばやあじなどの青魚に含まれる油が良いとされています。私は魚が大好きで、とくに刺身が好物なので、生魚の油は十分に摂取しています。

そして、もう1つ、幸いしたのが、30年以上飲み続けているオリーブ油でした。私が、毎朝、茶さじ1杯の植物油を飲むようになったきっかけは、高めのコレステロール値を下げるためでしたが、それが脳の潤滑油になっていたということを後に知りました。

脳が目覚める朝食メニュー

おすすめはくるみと黒砂糖

脳のためにどんな食べ物がいいかと聞かれたら、私は〝良質な植物油〟と、〝甘いもの〟と答えます。日野原先生が、毎朝、植物油を飲んでいることは知っていましたが、それは、東洋医学の養生法にも通じるものがあります。昔からゴマ油が身体に良いとされ、体調が悪いときや便秘の際、少量のゴマ油をなめる習慣があります。

植物油に関しては、日野原先生のようにジュースに入れたり、ドレッシング代わりにサラダにかけたりする摂取方法がありますが、もっと簡単な方法としては、良質な油を含む植物の実をそのまま食べることです。

いちばん良いとされているのはくるみで、中国では昔から健脳食として親しまれています。肌もきれいになり、ボケ防止にも効果があるといわれるくるみ。そういえば、その形は、脳の形に似て見えませんか？　刻んでヨーグルトに入れたり、そのままお酒のおつまみとして食べたりするのもいいでしょう。

そして、もう1つ脳に良いとされているのが甘いもの、砂糖を使ったものです。東洋医学では黒砂糖を使ったものが一般的ですが、チョコレートでも少量ならいいと思います。甘いものというと、「虫歯になる」とか「太りやすい」と敬遠されがちですが、それは量をとり過ぎるからで、適量であれば、脳の疲れをとり、集中力を高める効果を発揮します。

朝起きて、すぐに仕事や勉強にとりかかる際、黒砂糖をなめたり、甘味のある飲み物を飲んだりすることは理にかなっているのです。そして、午後のティータイム。疲労した脳を休め、エネルギー補給を行なうという点で3時のティータイムも同様です。残業でペースダウンしてきたと感じたときに、甘いものを少し摂取するのも良い方法です。

私は、普段はそれほど甘いものを食べないのですが、打ち合わせや取材の前に、チョコレートを食べることがあります。そうすることで集中力が増し、より良いアイデイアが浮かぶことも多いのです。

頭が冴えるメニューとは

集中力を高めたいという人には、私の朝食を参考にしていただけたらと思います。

朝起きたら脳がすぐに働く状況にしたいので、素早くエネルギーとなるものを摂取するようにしています。

具体的には、くるみやバナナ、乾燥した黒豆などを入れたヨーグルトと菓子パン。

このほかに、豆乳や野菜ジュースなどを飲み、これで朝から集中力アップ間違いなしです。頭が冴えるだけでなく、肌の調子もよく、またある程度のカロリーもありますから、忙しいときには、昼食抜きでも3時ごろまでは大丈夫です。

くるみは乾燥したもの、黒豆も乾燥して甘く味つけしたものが市販されていますから、そういうものを使えば、朝食の用意もあっという間に整います。また、野菜ジュースなども、とくに手づくりにこだわる必要はなく、市販の果汁100％のものを買い置きしておくだけ。身支度を整える間に、さっととれるメニューであることも魅力です。

けれども、朝はぜったい和食でなければ力が出ないという人もいるでしょう。ごはんとみそ汁、焼き魚に納豆などが並ぶ和食は、比較的バランスの取れたメニューですが、脳のことを考えるなら、豆乳や牛乳に少量のはちみつを入れて、カルシウムと糖質をプラスしてください。さらに野菜や果物のジュースを加えると理想的です。

また、トーストに牛乳、卵や野菜サラダといった洋食は、一見バランスが取れているようですが、朝から食べられる野菜の量には限界があります。洋食の場合も、野菜や果物のジュースを取り入れて、ビタミンを補給するようにしましょう。

なかには、朝からそんなに食べられない、あるいは朝食を受けつけないという人もいるはずです。そういう場合は、市販の野菜や果物のジュースに、はちみつを入れて飲むだけでもいいと思います。時間に余裕のないときは、駅中にあるジューススタンドなどを利用するのも1つの方法です。

また、はちみつ入りの温かい牛乳や、ココアなどにも脳を目覚めさせる効果があります。よく、朝食はコーヒーのみという人がいますが、いくら食欲がないからといって、ブラックコーヒーだけを飲むという習慣は、すぐにやめてください。脳に効果がないだけでなく、胃腸を痛めて、ますます食欲がなくなるという悪循環に陥ってしまうかもしれません。

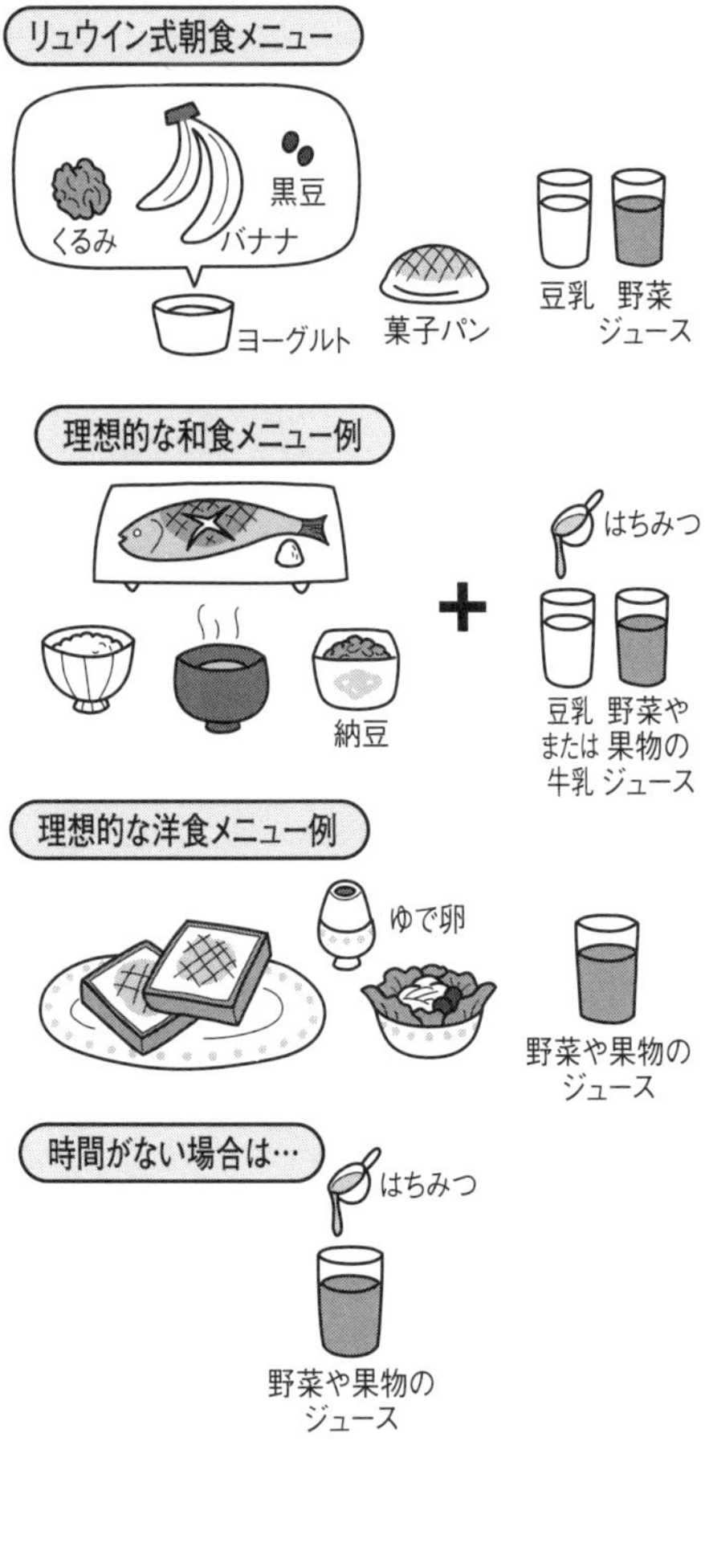
リュウイン式朝食メニュー
くるみ
バナナ
黒豆
ヨーグルト
菓子パン
豆乳
野菜ジュース
理想的な和食メニュー例
納豆
はちみつ
豆乳または牛乳
野菜や果物のジュース
理想的な洋食メニュー例
ゆで卵
野菜や果物のジュース
時間がない場合は…
はちみつ
野菜や果物のジュース

習慣4

〝楽しい食事〟が健康をつくる

栄養を身体のすみずみまでいきわたらせるには、楽しんで食べることが第一です。細胞もいきいきとして、これが〝健康の貯金〟につながります。人間が生まれ持つ〝健康の貯金〟は50歳ごろで使い切ると思われます。その後も健康でいたいのなら、自分で〝貯金〟をふやす努力――楽しんで食べる習慣――がとくに重要となるのです。

50歳からの健康は自分の責任

「若いときは多少食べ過ぎても何ともなかったのに、最近はそうはいかない」

「やっぱり、年には勝てないということでしょう」

中高年の間でよく交わされる会話です。

過食に限らず、寝不足にも、ハードワークにもへこたれなかった身体が、最近は、思うようにならないという嘆きです。もちろん、身体は老化していくわけですから、年を重ねるごとに弱まっていくのは当たり前ですが、それを認めたくないというのが現状のようです。

けれども、何も意識せずに、若さを保とうとしてもそれは無理なこと。体力や機能の衰えについて私の考えをいうと、人間の身体は、持って生まれた遺伝子の影響ばかりでなく、その人の環境も大きく影響してくるのではないかということです。

私は、その境をだいたい50歳と考えます。一般的に見て、ちょうど老化が始まる年齢です。50歳を過ぎた頃から急に衰えの目立ってくる人もいますし、反対に、50歳を過ぎても元気な人もいます。同じように年を重ねたはずなのに、なぜ、このような違いが生じるのでしょうか。

それは、30代後半から40代の頃の習慣に関わっていると考えられます。元気な人は、10年も前から健康維持に注意を払っています。つまり、遺伝子に守られている間に、次なるステージを考えて行動した、いわば健康の預貯金に努力した結果なのです。

健康の預貯金を使い果たすことがないようにするのが理想的ですが、もちろん、50歳を過ぎてからでも手遅れということはありません。

アメリカの心臓病学の権威P・D・ホワイト教授は、こんなことを言っています。

「80歳より前に動脈硬化による心臓病や脳卒中を起こすのは人災である。80歳を過ぎて起こすのは神の仕業かもしれない」

食事などの不摂生によって、遺伝子がもっている寿命をまっとうせずに死ぬ人が多いことを嘆いた言葉です。この考えには私も同感ですが、日本の今の食生活を考えたとき、これから80歳まで生きられる人が何人いるでしょう。

子どもたちが大きくなる頃には、もしかすると、今のようには長寿を誇れなくなっているのではないかと思うのです。

「成人病」を「生活習慣病」に変えた本当の理由

私が提案したいのは、50歳からの人生を見据えて、自分なりの遺伝子をつくろうということです。本当にそんなことができるのかと思う人もいるでしょうが、難しいことではありません。要は習慣を整えればいいのです。

第二の遺伝子とは、良き習慣をさすのです。

このためには、毎日生き生きと暮らすこと、人生を楽しむことが大前提です。笑いは免疫力を上げるとして、がん患者などを対象に、笑いを推奨する治療法があると聞きますが、明るい気持ちが健康の礎《いしずえ》であることに間違いはないでしょう。

ですから、食に関しても、まず楽しんで食べることが重要です。今の日本人、とくに中高年の男性を見ていると、心から食事を楽しんでいる人は少ないように思います。何となく義務的に食べている人もいますし、いちばん多く見かけるのは、健康診断の数値を気にしてからか、「これは食べてはいけない」とか、「これだけしか食べられない」と嘆いている人です。せっかくの食事が台無しですし、食卓を囲む家族も楽しくありません。

現状を嘆くより、なぜ、食事制限をしなければならないのかと考えてみてください。多くの場合、その原因は自分自身にあります。健康な身体を長い間の不摂生によってダメにしてきたのです。食習慣を見直す努力を怠ってきた結果なのです。

これに気づいたら、気持ちをきりかえることは難しくないと思います。食事制限は、これからの人生を楽しく生きるためのもの。「これしか食べられない」のではなく、「どのように食べたら、健康な細胞、良い遺伝子を育めるだろうか」と工夫することです。

かつて、心臓病や肝臓病、糖尿病などの病気は「成人病」という言葉でくくられていました。それを「生活習慣病」という言葉に変えようという私の提唱が政府に受け入れられたのは1996年、今から10年ほど前のことです。

私が、どうしてそこにこだわったのか。それは、多くの人を悩ませていた病が、生活習慣から起こるものだと知らせたかったと同時に、生活習慣によっていかようにも防ぐことができるということを伝えたかったのです。

「人生の最初の4分の1は人生の効用を知らないうちに過ぎてしまう。最後の4分の1はまた人生の楽しみが感じられなくなってから過ぎていく」

18世紀のフランスの思想家ジャン・ジャック・ルソーが、教育論『エミール』に記した言葉です。ルソーは、人間の晩年は、目や耳などが老化し、身体が思うように動かなくなって、楽しみを感じられないままに死んでいくのだと憂いています。

しかし、老いゆくなか、最後まで楽しめる感覚があります。それが、味覚です。病気などで失われる場合は別として、味覚だけは最後まで残されるのです。楽しい食習慣を持っている人は、ルソーのように憂える必要はありません。人生最後の4分の1までもバラ色に違いないからです。

素敵なことだとは思いませんか?

こんなことを考えながら、ときどきは食習慣について見直してみてください。

未病のうちに治す5つの習慣術

遺伝子を傷つけるような生活をしていませんか？

「人間は親から遺伝子をもらって、50歳まではそれで生きられる。でも50歳を過ぎたら第二の遺伝子をつくらなければならず、それが良き習慣です」

日野原先生は、多くの著書や講演で、心に残る言葉をたくさん語ってこられましたが、なかでも、この言葉は強く印象に残りました。というのも、私は、東洋医学から、「食習慣はその人の生き方、人生そのものである」と教えられ、その考えと先生の言葉が合致したからです。どのように食べるかが人生を決める。そこが日野原先生のおっしゃる〝新しい遺伝子をつくる〟に重なったのです。

現在では、メタボリックシンドロームなどという言葉が盛んに使われ、内臓脂肪の蓄積が問題視されていますが、これは、悪しき習慣、ことに食習慣が招いたものです。

なぜ、こういうことになってしまうのかというと、日本人の場合は、どうやら働き過ぎに原因があるようです。とくに40代後半から50代の男性にはワーカホリックの人が多く、健康だけでなく、家族とのコミュニケーションまでも犠牲にして仕事に打ち込んでいるというのが現状。これでは、第二の遺伝子を育てるどころか、もって生まれた健康な遺伝子まで傷つけてしまうことになりかねません。

私は、文化人や著名人と健康について対談する機会が多く、先日もテレビ番組の打ち合わせで、ある男性タレントとお会いしました。司会、声優、俳優など、多方面で活躍し、芝居の演出や脚本なども手がける多彩な方ですが、それだけに寝る時間がありません。脚本の執筆でホテルに缶詰になったときは、ふとんの上に横になることはないといいます。机に向かってひたすら書き続け、気がついたら、2～3時間、そのままの状態で仮眠をとっていたという程度。疲れがたまっていますから、ふとんの上に横になったら、際限なく寝てしまいそうで怖いというのです。

こんな調子ですから、もちろん食事も不規則です。身体のサイズは、メタボリックシンドロームの条件を十分に満たしているように見えました。

「あなたは、いつ病気になってもおかしくないと、自分で自覚されていますね」

という私に、身体のことは半ば諦めているかのような返事。

「仕事中毒ですからね、しかたないんですよ」

けれども、せっかくこれだけの才能を持っているのですから、もっと身体を大切にしてほしいと思います。日野原先生をご覧になればわかりますよね。長寿には大きな意味があります。長寿で元気な人は、周囲の人に希望を与えます。そして、人間は長生きすればするほど、良い仕事にめぐり逢えると信じています。

未病息災でいきましょう

日野原先生が、「生活習慣病」という言葉に、大きな意義と自信を感じていらっしゃるように、私にも大事にしている言葉があります。それが「未病」です。

未病とは、まだ病気ではないが、病気の芽を持っていて、いつ発病してもおかしくない状態を指します。この表現は、今や多くの日本人が知るところとなりましたが、これを広めようとしたのは、私が最初だと自負しています。

今から、16年前、「未病」は、日本では馴染みのない言葉でした。私が、なぜ、この考えを普及させようと思ったかというと、当時、多くの生活習慣病患者の治療に悩んでいたからでした。一度発病すると、どんな漢方薬を用いても、完治させることが難しいのです。いったい、どうしたらいいのだろう……。しかも、糖尿病患者は、毎年、ものすごい勢いで増え続けていました。

そんなとき、思い浮かんだのが、「未病」という考え方でした。発病してから治療したのでは遅いのですが、未病の段階だったら何とかなります。人間は、いきなり病気になるわけではなく、病気の前段階を経て発病します。検査のさかんな日本でなら、未病を察知し、発病を食い止めることができるのではと思ったわけです。

昔は一病息災という表現を聞きましたが、現在は未病息災でいくのが望ましい。そして、これを貫くのに必要なことは、やはり習慣を整えるということなのです。

まず気をつけることは、楽しくおいしく食べて、よく眠り、朗《ほが》らかに過ごすことです。具体的には、①少肉多菜（肉を少なくして、野菜をたっぷりとること）②少酒多茶（お酒はほどほどにして、お茶を飲むこと）③少糖多果（砂糖を少なくして果物をとること）④少塩多酢（塩分を少なくして、肝臓の働きを良くする酢で味つけること）⑤少食多嚼（食事の量を少なくして、よく噛むこと）となります。

多少無理をしたにもかかわらず、50歳を過ぎても健康な人は、今まで発病しなかったことに感謝。この幸運が続いてほしいなら、すぐに改善策を考えることです。

良い食材が健康な細胞をつくる

健康な細胞をつくるために、私が実践していることを紹介しておきたいと思います。

まず、良い食材を選ぶことです。野菜や果物は、どこでどんなふうにつくられたか、卵については鶏の飼育環境やえさなどをチェックし、肉や魚の産地や飼育地にも注意します。本来なら自分の目で確認するのがベストなのですが、なかなかそこまではできません。しかし、少しでも良いものを選ぼうとする意識は大切だと思います。

素材にこだわると、金額的に高いものを選ばざるを得ない場合もあり、食べ盛りの子どもを抱える家庭では難しいかもしれません。家計をやりくりする大変さはよくわかります。量より質を考えようというゆとりが生まれたのは、私も子どもが大学生になってからでした。子どもも大きくなったし、今度は自分の身体のために素材を選ぼう。そんな時期が訪れるのが、50歳ごろなのではないでしょうか。

食材にお金をかけるのは決して贅沢《ぜいたく》ではないと思います。健康な細胞をつくるには、良い環境で育ったものを口に入れることが必要。東洋医学では、人間の身体を構成する要素として、気、血（血液）、水を重視しますが、良い環境で育った生物は、良い気で満たされています。ですから、人間の身体にもよい影響を与えてくれる。食事は、命と命の出会いであるといっても過言ではないと思います。

また、気、血、水という観点から、私は水にもこだわっています。質の良い水もまた体内の環境を整え、健康な細胞を育んでくれることでしょう。その成分について細かくチェックすることはできませんが、1つの目安として、天然水で、水質は軟水と硬水の中間ぐらいのものを選ぶようにしています。

習慣5

〝油抜き〟ではやせられない

多くの人が一度は経験したことのあるダイエット。でも、同じものを食べ続けたり、過酷なカロリー制限を伴う方法は長続きせず、リバウンドを引き起こしたり、体調を崩す原因になったりします。ダイエットを成功させるにはコツがあるのを知っていましたか？　ポイントは、炭水化物と糖質をコントロールすることです。

体重が増えたら、すぐに減らす

江戸時代の儒学者、貝原益軒《かいばらえきけん》は、著書『養生訓』の中で、長寿をまっとうする方法の1つに、食欲を抑えることを挙げていますが、あれもこれも満腹まで食べたいというのは、どんな時代にも、人間を悩ませてきた欲求のようです。

私が、本格的に節食を心がけるようになったのは、60歳を過ぎてからでした。どんなに好物が並んでも、腹八分目に抑え、摂取カロリーも1600キロカロリーぐらいを目安とするようにしました。

「日野原先生は、ダイエットなんてなさらないでしょう」

人前ではあまり飲んだり食べたりしませんし、話に夢中になると食べることも忘れてしまいますから、周囲の人にとって、私とダイエットとは結びつかないようです。

しかし、そんな私でも海外に出るとやはり太ります。海外で口にするものは肉中心で、調理にもバターやオイルをたっぷり、デザートに使う砂糖の量も多いので、仕方のないことです。好き嫌いはありませんから、こういうものもおいしくいただくのですが、たとえ量を半分にしても、カロリーオーバーは避けられません。大豆食品など、日本の伝統食というものは、身体にやさしくできていると痛感する瞬間です。

1週間ほどの滞在で、だいたい2キロは増えますから、帰国が近づくころになると、ズボンやベルトの感じからも、太ったのが実感できます。肥満になってしまう人は、それをそのまま放置してしまうからで、私の場合は、すぐに戻そうとします。目標は2週間でもとの体重にすること。

ダイエットは、帰国の飛行機から始まります。ヨーロッパから帰るときなどは、必要以上に機内食やドリンク、お菓子などのサービスがありますが、それに手をつけていては、さらに太ってしまいます。機内食を最小限にとどめるためには、仕事がいちばんです。執筆に集中したり、書類に目を通したりしていると食欲が抑えられます。

油ではなく炭水化物と糖質を減らす

日本に帰ってからも、ダイエットは続きます。けれども、何でも量を減らせばいいというものではありません。野菜やたんぱく質などはしっかり摂取して、減らすべきは炭水化物と糖質です。

ごはんの量を減らし、甘いものを減らすことです。最近では、糖度の高い果物が出回っていますから、こういう果物も食べ過ぎないように心がけることです。

ごはんの量を減らすというと、ごはんを食べてはいけないと解釈する人がいるようですが、そうではありません。人間というものは禁止されると、それだけでストレスを感じるので注意してください。

ごはんは食べてもいいけれど、ダイエット中は量を少なくしなければ効果がありません。たとえば、私はお寿司が大好きなので、パーティー会場などでも、お寿司をよく食べますが、ダイエット中は、とくにごはんを残します。ちょっと行儀は悪いのですが、ごはんを半分にして食べるのです。

また、お寿司屋さんでいただくときは、シャリを小さめに握ってもらうなど、工夫すれば、ダイエット中でも、好きなものを禁止する必要はありません。

ダイエット法にはいろいろな方法があり、オイル抜きがいいと、いっさい肉や油を摂らない人がいますが、それは間違った方法です。肉や魚はたんぱく源であると同時に、その油には、血管を柔軟にしたり、コレステロール値を下げたりする作用があります。

また最近では、さまざまな食品に「ノンオイル」という表示が目立つようになりましたが、まったく摂らないというのは、かえって身体のバランスを崩すと思ってください。

炭水化物と糖質の摂取にさえ気をつければ、確実に体重は落ちます。この方法で、何度もウエイトコントロールに成功してきた私がいうのですから間違いありません。まして、私より若い人は代謝も良いのですから、より効果が期待できると思います。

ダイエットに成功するということは、身体に良いだけでなく、心にも良い影響を与えます。それは、自分自身で身体を管理し、コントロールできるという自信です。この自信が出てくると、健康への不安はなくなります。たとえ、多少過食して太ったとしても、また、もとに戻せるのですから大丈夫と思えるようになります。

劉影の養生ガイド

ダイエット食に最適な「きのこ」の効果

質の良い肉類ときのこがダイエットのカギ

炭水化物と糖質を少なくするダイエットには、私も大賛成です。また、炭水化物と糖質を控える習慣は、ダイエット中でなくても、代謝が落ちてくる中高年になったら実行したいところです。

日本人は、ダイエットというと、すぐに〝油抜き〟という発想になりますが、大間違い。油さえ抜けばいいと肉を避け、サラダや果物だけを食べて安心している人がいますが、それがダイエット失敗の最大の原因です。

やせるためには、〝ためこみ系〟から〝燃焼系〟へと身体を変化させる必要があります。燃焼系になるには筋肉が必要であり、筋肉をつくるのに必要なのが質の良い肉類なのです。

また、ダイエットには、1つのことをやり抜く強い精神力が求められ、その心の力を生み出すのも、動物性たんぱく質だと思います。

おいしいものを食べて脳を満足させると、やる気が湧いてきます。がんばろうという気持ちが持続して、減量にも成功します。良質のお肉を食べることで、かなりの満足感が得られます。甘いものが大好きという人は、身体に飢餓《きが》感やストレスを与えすぎないために、たまには甘いお菓子を食べる必要もあるでしょう。ただし、摂り過ぎてはもともこもないので、注意してください。

日野原先生もおっしゃっているように、ダイエットには自分自身をコントロールする力が必要です。ですから自分の性格をよく理解して、挫折しそうだなと思ったら、ごほうびを与えることも必要です。

過食のくせがついている人は、食欲を抑えるのに苦労するでしょう。いきなり食事の量を減らすとストレスもたまります。

こういう場合は、カロリーが低くて満腹感のあるものを取り入れることにしましょう。野菜や大豆製品のほか、最近注目されているのが、きのこ類です。きのこには、血液を浄化して、血圧や血糖値、コレステロール値を下げる効果があるとの報告もあります。炒めものや煮もの、焼いても蒸してもおいしいきのこは、さまざまな料理に取り入れられるだけでなく、種類も豊富なので、毎日摂るようにするといいでしょう。

よく、ダイエットを始めると風邪を引くという声を聞きますが、それは急激に摂取カロリーを減らすことで、一時的に身体のバランスが崩れるためで、このようなダイエットの弊害から守ってくれるのもきのこです。きのこには、免疫力を上げる作用も認められていますから、上手に取り入れるようにしてください。

自意識過剰なくらいがちょうどいい

食べ物をコントロールするいっぽうで大切なのが、意識です。家にいるときは家族に自分がどのように映っているか、一人暮らしの人は、一歩外に出たら周囲の人間に自分がどのような印象を与えるかをつねに意識するのです。

ショーウィンドウに映った自分の姿に何気なく目をやり、〝こんなに姿勢が悪かったんだ〟〝これほどお腹が出ていたとは〟など、ショックを受けたことはありませんか？　それほどに日常生活では、意識を忘れています。

テレビや舞台で活躍している人が、年齢より若々しく見えるのは、〝見られている〟という意識をつねに持っているからだろうと思います。もちろん、どんなに意識をしても、永遠のみずみずしさ、若さを保つことは不可能ですが、意識によって衰えを遅らせることはできると思います。

たとえ、誰も見ていなくてもかまいません。ダイエット中は、〝私は見られているんだ〟という意識を持つように。

自意識過剰ぐらいがちょうどいいかもしれません。脳で意識すると、身体にほどよい緊張感が生まれ、燃焼系の身体へ近づくのです。

人間の食欲や意欲、行動力などが、意識でコントロールできるということは、成功者と呼ばれる人を見るとよくわかります。

成功を勝ち取った人の多くは健康に恵まれ、そのおかげで積極的に行動しているようにも見えますが、実はそうではありません。特別に太りにくいとか、病気になりにくいといった身体に生まれついたわけではなく、そうなるように意識して、日々努力を怠らないのです。

たとえば、世界的デザイナーのコシノヒロコ先生は、つねに、〝このサイズの服を着こなそう〟と意識されていて、だからこそ70歳を過ぎた今でも若々しくて美しいのです。また、バルセロナ、アトランタオリンピックの女子マラソンで、銀、銅メダルに輝いた有森裕子さんも、つねに鏡に全身を映し、身体にゆがみはないか、筋肉のつき方はどうかチェックされているそうです。こうした例からも、身体は意識で変わるということができるでしょう。

このほか、自律神経の安定もダイエットには欠かせない条件です。極度の睡眠不足やストレスによって、交感神経と副交感神経の切り替えがうまくいかなくなると、身体のメカニズムが狂って、摂取したエネルギーをうまく燃やせなくなってしまいます。この結果、太りやすい身体になってしまう可能性もあります。

習慣6

間食には果物を食べましょう

食習慣を見直す際、食事以外に注意しなければならないことがあります。間食したい場合はどうしたらいいのか、身体に負担をかけないアルコールの飲み方は、また、水分についても、補給すればいいというものではありません。とはいえ、こうあるべきと決めつけるつもりはありません。何でも、ほどほどを心がけるようにしてください。

身体を壊さないためのアルコールの限度とは

お酒は嗜好品《しこうひん》として、男女を問わず多くの人に愛されているものです。ウィスキーにしてもワインにしても、その背景にはさまざまな物語があり、蘊蓄《うんちく》を語り合うのも楽しいもの。今やコミュニケーションの手段としても欠かせないものになっているようです。

私はアルコールに弱く、コップ3分の1のビールで真っ赤になり、動悸《どうき》も激しくなってしまいます。唯一飲めるのがカンパリソーダで、グラス1杯くらいなら大丈夫なのですが、こんな調子ですから、自分からお酒を飲もうとは思いません。

ただ、パーティー会場で、みなさんが和やかに談笑されていたり、打ち溶け合った様子を目にすると、お酒の効用は大きいと感じます。

そこで、返事に困るのが、「お酒はどの程度まで飲んでも大丈夫ですか?」という質問です。私のように、お酒に弱いタイプは、コップ1杯のビールでも、毎日飲み続ければ身体に良くないでしょうし、1日1本飲み続けても何ともないという人もいるでしょう。本人の感覚に任せるというのが正直な答えです。

ただ、データからすれば、毎日大量の飲酒をしていれば、肝障害を起こす可能性は非常に高まります。限度としては、日本酒なら2合まで、ウィスキーならダブルで2杯までには抑えたいものです。空腹時に飲まない、週に2日は〝休肝日〟をもうけるなど、肝臓に負担をかけない工夫もしていただきたいものです。

また、なかには、食事を満足にとらず、「アルコールでカロリーを摂っているから大丈夫」などという人がいます。たしかに、アルコールにはカロリーがありますが、身体を支える栄養素にはならないということも認識しておいてください。

間食するなら果物を

必要な栄養素は食事で摂取するのが理想的で、できれば間食はしないほうがいいというのが私の意見です。ところが、気分転換に3時のお茶は欠かせないし、そのほうが作業の能率が上がるという人もいます。たしかに、1日中、単純作業が続く場合には、ティータイムの休憩も必要でしょう。

また、お母さんのなかには、子どもにはおやつが必要だと思い込んで、手づくりのケーキやクッキーなど、お菓子づくりにエネルギーを費やしている人も少なくないようです。

前述したように、私は非常にもののない時代に育ちましたから、おやつとか、間食という発想はありません。ですから、自分の子どもに対しても、おやつを与えたという記憶はないのですが、ただ、成長期にはカルシウムが必要と、牛乳だけはたっぷりと飲ませました。

今、私がおやつとしてすすめるとするならば、果物ということになるでしょう。お菓子類は、どんなに品質の良いものを選んでも、脂肪分のとり過ぎや、塩分のとり過ぎが心配ですし、また、添加物としてどのようなものが使われているかも気になるところです。体脂肪が気になる大人はもちろん、子どもたちにもあまりすすめたくはありません。

果物ならビタミンが豊富ですから、昼食は立ち食いそばで簡単に済ませたという人の食事バランスを整えてくれることにもなるでしょう。

このほか、間食で心がけたいことは、できるだけ砂糖の量を少なくすること。間食はしないという人でも、１日に何度も砂糖入りのコーヒーを飲んだり、ジャム入りの紅茶を飲んだりすれば、それはりっぱな間食。かなりのカロリーを摂取してしまいます。

私の場合も会議や打ち合わせで、コーヒーや紅茶を出されることが多いので、コーヒーに入れる砂糖はスプーン１杯まで、紅茶はノンシュガーで飲むようにしています。

劉影の養生ガイド

腸内環境を整える食べ物は

腸をきれいにする水の飲み方

アルコールについては、日本人の3割近い人が分解酵素を持たないとの報告もありますから、自分にあった酒量、飲むペースなどを把握し、それを乱さないようにすることが重要です。どんなにアルコールに強い人でも、飲みすぎれば必ず内臓に負担をかけることになりますし、大量のアルコールとともに、高カロリーの食事を摂取すると、糖尿病や高血圧といった生活習慣病を引き起こすことにもなりかねません。

ビールや日本酒の代わりに、少量の薬酒を飲むのも良い方法だと思います。薬酒とはホワイトリカーや紹興酒などに生薬を漬け込んだもので、夕食時に盃1～2杯、就寝前に1杯程度飲むと良いとされています。

たとえば、美容や老化防止に効果のあるクコの実を使った薬酒はどうでしょう。酒

1・8リットルに対し100グラムのクコの実を漬け込み、3週間ほど熟成させれば飲むことができます。

また、飲みすぎが身体に良くないのはアルコールだけでなく、水も同じことです。燃焼系の人は、水を飲んでもスムーズに排泄できますが、冷えやすくむくみが気になるためこみ系の人は、必要以上に水を飲まないことです。食事の際にも、冷たい水ではなく、温かいお茶を少量とるなど、工夫してください。

効果的な水分のとり方として紹介しておきたいのは、目覚めにコップ1杯程度の水を飲むことです。朝起きて顔を洗うのと同じように、腸にも水を注ぐのです。この1杯の水が、前日にたまった汚れを洗い流して、腸をきれいにします。

また、私は、つねに枕もとに水を置いておき、夜中や明け方など、トイレに目がさめたときは、必ずこの水を一口か二口、口に含む習慣を続けています。これは、東洋医学の養生法にもあり、血液をサラサラにします。

とくに、アルコールなどを飲んだあとは、夜中にトイレに立つことも多いでしょう。ぜひ、この方法を試してみてください。

果物には腸内環境を整える作用がある

日野原先生のおっしゃるように、私も間食には果物が最適だと思います。ビタミン、繊維質などが含まれていますから腸をきれいにしてくれます。太りにくく、それに美肌にも効果があります。

果物というと、日本ではデザートとしてとらえられがちで、おやつがわりに、あるいは食後に食べる人が多いのですが、朝食の際に食べるのが理想。空腹時にとると、整腸作用がアップして、ダイエット効果も期待できそうです。

タイやマレーシア旅行から帰ってきたら、体重が減って、おなか周りがすっきりしたという体験をしたことはありませんか。海外に出ると便秘気味になるという人も、タイやマレーシアは例外のようです。

こうした効果をもたらすものに果物があると思います。日本と違い、まさにフルーツ王国ですから、朝食から果物をふんだんに食べます。それが腸のコンディションを整えるのです。便秘がひどかったり、下痢が止まらなかったりなど、腸に問題を抱える人は少なくありません。空腹時に果物を食べるようにすると、かなり改善されるのではないでしょうか。また、果物のなかには、二日酔いを防ぐ作用のあるものもあります。飲みすぎたと思ったら、身体を冷やす作用のあるメロンや柿を食べるようにすると良いでしょう。

私の知人に腸の専門医がいて、その先生も果物の効果を認めています。食前に果物を食べることで、腸内環境が改善されて健康になったという症例を数多く見てきたということです。患者さんの腸の変化から、果物にはすばらしい力があると実感。先生自身も空腹時に果物を食べることを習慣にしているそうです。

また、多彩な才能を発揮して、役者や画家として活躍中の片岡鶴太郎さんも、朝食時に旬の果物をふんだんに食べるように心がけているということです。これによって彼はウエイトコントロールに成功。体調が良くなっただけでなく、感性が磨かれたと語っています。

ただし、果物を食べる際にも注意すべきことはあります。高カロリーの果物は朝に食べ、間食や夜に食べるものは、低カロリーに抑えるということです。たとえば、みかんやなし、リンゴなどは、いつ食べても構いませんが、バナナやアボカドなどといった高カロリーのフルーツは朝向き。アボカドはサラダやおすしなどに重宝する果物ですが、夕食でとるのはなるべくさけてください。

いちごなども低カロリーですから、いつ食べてもかまいませんが、ミルクや砂糖をかけて食べるというのであれば、夜は避けたほうがよいでしょう。

習慣7

植物油が若さと美肌のもと

ある程度の年齢になれば、肌の色がくすんでシミができたり、弾力が失われたりしていくのはしかたのないことです。ところが私の肌は年のわりにはシミも少なければ、皮膚は柔らかいままで、ときに握手した相手を驚かせたりもします。どうやら、30年以上飲み続けているオリーブ油に秘密があるようです。

オリーブ油で体質改善に成功

私は毎朝、野菜や果物のジュースに、茶さじ1杯、約4グラムのオリーブ油を入れて飲むという習慣を30年以上も続けています。

私がこの食習慣を始めようと思い立ったのは、高めのコレステロール値がきっかけでした。当時は、まだ良い薬も開発されていません。でも、たとえ、薬があったとしてもすぐには手を出さなかったでしょう。薬に頼ることは簡単ですが、薬には副作用もあります。

まず、毎日の食事から見直し、そこから改善していくのが理想的だと思いました。食べ物で治す方法はないかと考えたとき、オリーブ油を飲む方法に行き当たったのでした。

コレステロールは脂質とたんぱく質が結合してできたもので、悪玉コレステロール（ＬＤＬ）と善玉コレステロール（ＨＤＬ）からなります。善玉が、血液中のコレステロールを回収して体外に出そうとするのに対し、悪玉のほうは、血中にばら撒こうとします。

コレステロール値が高めでも、特別な症状が出ないので軽視されがちですが、高コレステロール値が、動脈硬化や心筋梗塞、狭心症などを誘発する可能性が高いのです。

オリーブ油やごま油、しそ油など、植物から搾り出した油には、善玉コレステロールはそのままに、悪玉だけを減らす効果があると聞いていましたから、オリーブ油を飲むことを食生活に取り入れることにしました。

イタリアでは、バジルやルッコラなどの野菜に、オリーブ油と少量の塩をかけて食べたりしますが、簡単なイタリアンサラダが、コレステロール低下に役立ったりします。オイルの使い方を工夫すれば、食生活の中でコレステロール値を下げることは難しくないでしょう。

ただし、使用する油は良質なエキストラバージンオイルなどを選ぶこと、また、加熱すると効果は失われてしまうので、フレッシュなまま使用することです。

医師に頼る前に自分でできること

オリーブ油を飲む習慣は、思いがけない効果をもたらしてくれました。つややかでシミの少ない肌がそれです。

96歳にもなれば、顔や手に濃いシミができてもおかしくはありませんが、私の肌はシミがないだけでなく、とても柔らかです。もし、30年間薬を飲み続けていたら、こうはなっていなかったかもしれません。

医師の立場から、あえてアドバイスするのですが、医師や薬に頼り過ぎないということも大切ではないかと思います。

突発性の病気や外傷、手術を要する場合は、医師や薬に頼らざるを得ません。しかし、自らの生活の悪習が引き金ともいえる生活習慣病の場合は、ちょっと違うのではないでしょうか。

すぐに薬で解決しようとするのではなく、まず、日常生活から見直し、改善点を見つけるべきだと思います。そのほうが身体にも負担がかかりません。現に、私が抱えていた、高コレステロールというトラブルも、食習慣で改善することができました。劉先生が、〝未病〟という考え方を広めようと努力されたのも、それを伝えたかったに違いありません。

具体的には、次のように進めてみるといいでしょう。

まず、医師から「薬を飲むほどではないが、注意が必要ですよ」と言われたら、発病の可能性のある病気、その予防法について情報を集めることです。医師の説明、医学辞典、栄養士の食事指導も参考にしましょう。

次に、食習慣を中心に、日常生活を見直します。どの部分に発病の危険性があるのか、丹念にチェックしてください。

3カ月、半年、1年でどこまで達成するか目標を立てましょう。短期間で行なおうとすると挫折する可能性が高いので、無理をしないこと。どんな小さなことでも積み重ねです。何もしない自分と、毎日コツコツ努力を続ける自分、1年後の差は大きいことでしょう。

年を重ねれば重ねるほど諦めが早く、〝悪くなったら薬を飲めばいい〟と思いがちですが、高齢者にこそ、自分の力で治そうと努力してもらいたいと思います。というのも、健康保険制度が、すでに破綻しているからなのです。現在、年間の医療費は30兆円を超えていますが、これからはさらに高齢化が進み、20年後には80兆円を超えるとまでいわれています。

健康保険制度によって負担なく受けられていた医療が、高額な医療費を支払わないと受けられないという事態も予想されます。医療を必要とする人が治療を受けられなくなる時代が、もうそこまで来ています。

自分で治せるものは、自分で何とかするという意識を1人1人が持つことで、本当に医療を必要とする人にこそ十分な医療を施していく。そういうことができる未来を私といっしょに思い描いて、健康に精進していきましょう。

コレステロールを減らす植物油の摂り方

油分の多い果実を食べましょう

植物油を飲む日野原式健康法は、日野原先生の著書にたびたび登場しますので、ご存知の方も多く、コレステロール値に悩む人は関心を持っていることでしょう。しかし、オイルといえば、ドレッシングとして野菜に和《あ》えたり、炒め物や揚げ物に使用したりするのが一般的ですから、それをそのまま飲むというのには、抵抗があると思います。

植物油とコレステロール値の相関関係については、アメリカで研究が進められ、今から10年ほど前に、植物油の摂取によってコレステロール値が下がったとの発表があったと記憶しています。ですから、オイルを飲まないまでも、エキストラバージンオイルをサラダにかけたり、パスタに和えたりするのは、良い利用法だと思います。

ただ、油は酸化しやすいので、開封したらなるべく早く使い切るようにしてください。また、加熱すると即座に酸化しますから、過熱した油を繰り返し使うというのは避けたいものです。

もっと手軽に植物油を摂取する方法もあります。それは、油分の多い植物の実をそのまま食べる方法です。くるみ、大豆、ごま、アーモンドやピーナッツには、植物油が含まれていますから、意識的に食生活に取り入れるようにしましょう。コレステロールを下げるだけでなく、動脈硬化予防や冷え性の改善にも効果が期待できます。もちろん、肌もきれいになりますが、摂りすぎるとにきびの原因にもなるので注意してください。

食べて治す、東洋医学の知恵

風邪で熱っぽいとき、のどが痛むとき、医師にかかる前に家庭でどのような手当てをしたらいいか、生活の中から生まれた養生法は日本にもたくさんあることでしょう。

東洋医学は、先人たちの知恵を積み重ね、掘り下げて研究することで生まれてきた学問ですから、日野原先生の「医師や薬に頼る前に、まず自分で努力してみよう」という考えには大賛成です。

とくに生活習慣病は、努力次第で発病を食い止めることができます。

増え続ける糖尿病については、血糖値がやや高めという糖尿病未病の段階から危機感をもって養生に努めてほしいものです。糖尿病との診断を下されても、痛みや不快な症状がないため、安易に考えている人が多いのですが、放っておくと合併症を発症し、ときには命の危険にさらされることもある怖い病気なのです。

けれども、未病の段階であれば、いくらでもアドバイスすることができます。ごはんに加熱した山芋を混ぜて食べるだけでも、習慣として長く続ければ血糖値は下がり、肥満防止にもなります。山芋は、山薬という名の生薬だからです。

また、最近では、アレルギー体質で喘息《ぜんそく》に悩むお子さんが多いようです。喘息の薬として使われるのは主にステロイド剤ですから、幼いうちから使い続けることには抵抗があります。軽い喘息でしたら、百合根《ゆりね》にたっぷりの水を加えて柔らかくなるまで煮て、はちみつを入れたものをスープ代わりに毎日と飲むと、症状が緩和されます。百合根には、喘息や気管支炎に効く生薬が含まれているのです。

このほかにも、血圧や血糖値を下げるあさりと野菜のスープ、便秘に効くごぼうとセロリのサラダなど、生活習慣病未病を治すメニューはいろいろあります。食材はいずれもスーパーで買えるものですから、だれにでも簡単に調理できます。

「あなたにとって、いちばんの名医はあなた自身です」

これは、私がいちばん言いたいことです。自分の体質を知って、自ら健康を維持しよう、不調になったときの改善法を知ろう、そうするなかで、真の健康は保たれていくのだと思います。

日野原先生は、それを率先して行なっているのです。患者さんにとって名医であることはもちろんですが、なにより、先生自身にとっての名医を続けていらっしゃるのです。

咳、喘息、気管支炎を癒すスープ

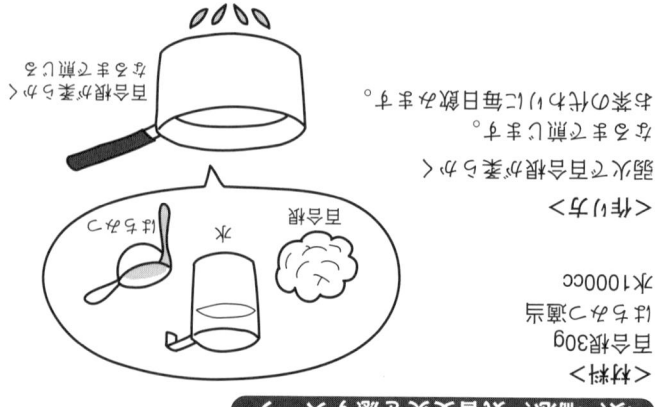

<材料>
百合根30g
はちみつ適当
水1000cc

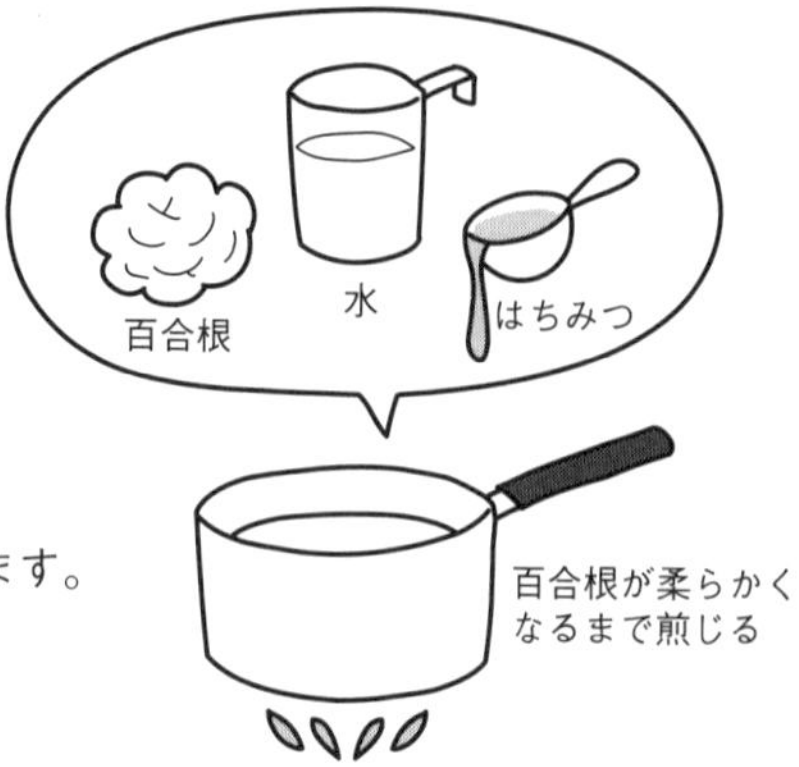

<作り方>
弱火で百合根が柔らかく
なるまで煎じます。
お茶の代わりに毎日飲みます。

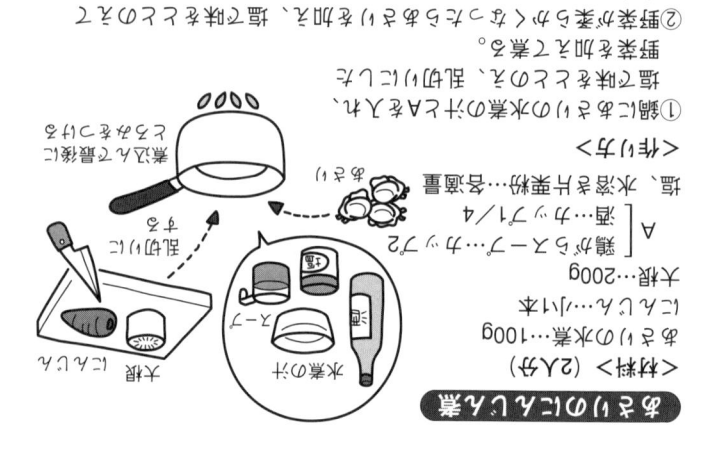

あさりのにんじん煮

<材料>（2人分）
あさりの水煮…100g
にんじん…小1本
大根…200g
A［鶏がらスープ…カップ2
　 酒…カップ1／4
塩、水溶き片栗粉…各適量

<作り方>
①鍋にあさりの水煮の汁とAを入れ、塩で味をととのえ、乱切りにした野菜を加えて煮る。
②野菜が柔らかくなったらあさりを加え、塩で味をととのえて水溶き片栗粉でとろみをつける。

ごぼうとセロリのみそマヨネーズ

<材料>（2人分）

ごぼう、セロリ…各1本
マヨネーズ、みそ…各大さじ1
牛乳…適量

<作り方>

①ごぼうは皮をこそげてせん切りにして水にさらす。ゆでて水けをきる。セロリは筋をとってせん切りにする。
②ボウルにみそとマヨネーズを入れて混ぜ、少量の牛乳でのばす。
③②に①を入れて混ぜる。

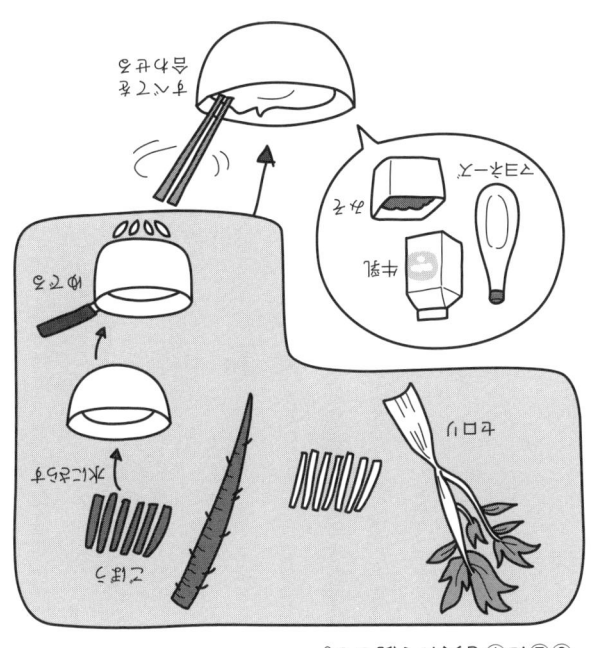

習慣8

食事を残せば病気にならない

食べ過ぎは身体に悪いと頭ではわかっていても、つい過食してしまうことはありませんか？　いくら食べても満足感が得られないと感じることはありませんか？　それは心が満足していないのです。心を満足させれば、過食で身体を壊すこともなくなります。身体だけでなく、心に満腹感を与える食べ方を研究してみましょう。

家族や仲間と食べれば過食を防げる

カウンターに座って牛丼をほお張り、あっという間に店を後にする若者やビジネスマン。そんな姿を見かけると、あんな食べ方をして大丈夫かなと心配になります。コンビニ弁当を片手に帰途につく人たちも、やはり同じような食べ方をしているのではないでしょうか。

最近では、独居の高齢者が増え、彼らも市販のお弁当などを買っていると聞きますから、たった1人で短時間のうちに食事を済ませる人は、私が予想する以上に多いことでしょう。

これでは食べ物を胃に押し込んだというだけで、心も身体も満足できません。どうしても過食してしまうという人は、1人でサッと済ませるという、その食事環境から改善する必要があると思います。

本来、日本の家庭では、食事はゆっくりと会話を楽しみながらするものだったはずです。ことに夕食は家族団らんの場でした。忙しい父親も、できるだけ家族との夕飯に帰宅しようと努めました。晩酌なども家庭で楽しんだものでした。

肥満や生活習慣病が増えてきたことと、団らんの崩壊とは、無関係ではないように思います。もちろん、この数十年の間に、糖質や脂質の摂取量が増えたという変化はありますが、原因はそれだけではないでしょう。

心を満足させれば、食べ過ぎも改善されます。ことに、過食しがちな夕食は、家族で食卓を囲むようにしたいものです。

どうしても夕食の時間に帰宅できないとか、1人暮らしの人は、できるだけ仲間や友人と食事をとることです。会話を楽しみながらの食事なら、相手とペースを合わせようとしますから、自然とかむ回数も増え、満腹中枢も刺激されて、脳と心が満たされるのです。

仕事に追われ、食事の時間さえ惜しいという人もいるでしょうが、それほど長い時間は必要ありません。かくいう私の食事時間は、3食合わせて1時間から1時間半程度のものです。それくらいは、自分のために使ってもいいのではないでしょうか。

「お腹いっぱい」のとき、胃は120パーセント

心を満足させるために私が実行しているのは、楽しく食べることはもちろんですが、そのほか、腹七、八分目に抑えることと、好きなものを工夫して食べることです。

腹七、八分目に抑えることができるのは、医師という職業柄からかもしれません。身体のしくみを熟知しているだけに、身体に負担をかけたくないと思うのです。たとえば、身体のメカニズムからすると、人間が「満腹」と感じる量と、胃にとっての許容量には誤差があります。私たちは「もう、お腹いっぱい」などと、のんきにしていますが、胃は120パーセントもの食べ物を送りこまれて青くなっています。

たまに満腹になるまで食べてしまうというのならわかりますが、それが毎日となれば、胃にどれだけの負担がかかるかわかりません。こう考えると、腹七、八分目に抑えたほうが、私の心の平安は保たれるというわけです。

何より、心を満足させるには、好きなものを食べることでしょう。幸い私には苦手なものはないので、何でもおいしくいただきますが、好物はなんといってもお刺身で

す。お寿司には目がないものですから、パーティー会場などに並んでいたら必ず箸をつけます。

生活習慣病の患者さんのなかには、あれもこれもと食べものを禁止され、ストレスをためている人がいます。禁止されているもののなかに、何よりの好物があったりすると辛いものです。そうならないためにも、食生活には気をつけるべきです。

私の場合も、お寿司が好きだからといって、たらふく食べるわけではありません。ごはんを半分残すことは先述しましたが、いきなりお寿司に手を出すのではなく、まず、たっぷりとサラダをいただき、ある程度空腹を満たしてから、好物のお寿司をいただくようにしています。こうすれば、食欲をコントロールでき、カロリー制限にもなります。

バイキングなどで、高カロリーなものからたくさん食べたり、メインディシュを何人前も平らげる人がいますが、マナーとしても身体のためにもよくありません。

私の経験からすると、3000円の会費を払って、4000円分以上食べようとする人は、あまり長生きしないようですから、注意してください。

カロリーについては、おおざっぱでいいので、ごはん1膳（茶碗に軽く1膳で約170キロカロリー）、パン1枚（6枚切りの食パン1枚で約160キロカロリー）から、一般的な魚料理や肉料理などのカロリーを把握しておくと役立ちます。

私の現在の摂取カロリーは、1日約1300キロカロリー。60歳ぐらいまでは、1800キロカロリーほど摂取していましたが、60歳を過ぎてからは、1800から1600へと、徐々に落とすようにしてきました。

カロリーを減らすのは、外食ではなかなか難しいのですが、高カロリーな料理は、思い切って半分残すようにしています。最初から半分にして、若い方に食べてもらうとか、注文の際に量を少なしてもらうとか、いろいろ工夫しています。

お店によっては、私の食べられる量に合わせてくれるところもあり、心遣いをしてくれる店主などと会話を楽しむのも、食事の醍醐《だいご》味《み》の1つです。

食べる順番で少しの量でも満足できる

「もったいない」が病気を招く

――民以食為天

これは、「人は食べることを最上の喜びとする」という意味の、中国に伝わる諺です。中国人は、とにかく食べることが大好きで、私も父親に連れられさまざまなレストランに足を運びました。外交官だった父は、食を通して、中国の食文化を教えようとしたのだと思います。中国には、その土地によってさまざまな郷土料理があり、調理法も味つけも異なりますから、すべてを把握することは難しいのですが、それでも、養生法など多くを学んだつもりです。

1つ1つの料理には、誕生までの物語があり、それをたどるのも楽しいものです。たとえば、日本でも定番となった餃子。現在は、いつでも簡単に食べられる飲茶《ヤムチャ》の1

つですが、かつては、お正月に食べるものでした。子どもから大人まで集って、みんなで餃子づくりから始めます。子どものたどたどしい手つきを見守りながら、大人たちの会話もはずみます。このように楽しみながら、大人から子どもへと伝統食を伝えたものでした。中華料理は、日本ではすっかり馴染みの味になりました。楽しんでつくるという面も取り入れてほしいと思います。

それから、十分に食事を堪能したあとは、多少食べ残しが出ても、それは目をつぶることにしましょう。私も、日野原先生と同じように、外食では残すことがあります。友人とカフェに入ったときには、〝このケーキ、半分ずつにしない？〟といって、無駄が出ないようにしますが、定食屋さんではそうもいきません。「もったいない」という気持ちはよくわかりますが、ときには、それが身体のためと思ってください。

心が満足する食べ方のルール

パーティー会場で、野菜から召し上がる日野原先生の姿を何度となくお見かけしていますが、そのたびに、〝上手に食べていらっしゃるなぁ〟と感心させられます。心を満足させるには、食べる順序があり、先生はいつもそれを実践されているからです。

腹八分目にしましょうといっても、過食の習慣がついていたらなかなかできるものではありませんし、たとえできたとしても、長続きしなかったりするものです。

そこで、過食を改めたいという人は、次の順に食べるようにしてください。

①野菜サラダ、果物など
②煮物や和え物、蒸し物など
③肉や魚などのメイン料理
④味噌汁やごはん、麺類など

カロリーの低いものから食べるのがポイントで、なるべく①の段階で空腹を満たすようにしてください。そうすれば、あとは少量ずつでも満足できます。①の段階でどんなに食べても、低カロリーの野菜や果物ですから身体には負担がかかりません。

洋食の場合は、スープと野菜から食べ始めて、肉やパンをあとから食べるようにしましょう。最初からパンを食べると、炭水化物をとりすぎてしまいます。

こうしてみると、日本の懐石料理の順番に似ていると思いませんか？　私は、日本で初めて懐石料理をいただいたとき、目と舌で味わい、心まで満足させてくれる優れた食文化にとても感心させられました。

家庭では、料理を順に出すのは大変ですから、ごはんや味噌汁以外の料理を最初に並べてしまってかまいません。全部並べたところで、食べる順番を意識するのです。そのうち、〝今日は、ごはんはやめておこうかな〟とか〝半膳にしておこう〟となってきたらしめたもの。過食も収まっていくと思います。

習慣9

コレステロール値は少し高めなほうがいい

健康診断の結果に一喜一憂する人がいますが、数値というものは日々変化しているので、あまり振り回されないことです。かといって、無関心であるのもよくありません。異常値が出たら何かしらの方策を考え、異常でなくても、気を抜かないことが重要です。検査は、日々の積み重ねの結果をチェックするものであることをお忘れなく。

正常域は人によって違う

現在ではすっかり定着した健康診断。毎年、個人で受ける人もいますし、定期的に実施する会社も増えました。一定の年齢を超えると、健康診断費用を市町村が負担してくれる制度もあります。

このような健康診断、人間ドックと呼ばれるものが、いつ頃から日本で実施されるようになったかご存知ですか？ 20～30年ほど前からと思っている人がほとんどではないかと思います。しかし、日本で最初に人間ドックが実施されたのは昭和29年のこと。今から50年以上も前のことなのです。このとき、いち早く開始したのは、国立東京第一病院（現在の国立国際医療センター）と聖路加国際病院の2院のみで、利用する人もわずかでした。当時は、病院は病気になってから行くものという考え方が一般的だったからです。

もちろん、健康診断についても、病気かもしれないから受けるのであって、病気予防のために検査を受けるという発想は、あまりありませんでした。

それでも、念のためにと検査を受ける人はいて、胃がんや結核などの病気が発見されたこともありました。健診によって命を救われた人たちの感謝を励みに、すぐには理解されないと知りつつ、〝病気には早期発見がいちばん〟と呼びかけ続けました。こうしたなか、健診を受ける人は徐々に増えていったのです。

けれども、多くの人が受診するようになって、新たな問題が生じました。というのは、検査の結果に神経質になりすぎるという点です。

たとえば、私の場合、コレステロール値を下げるための方策としてオリーブ油を飲んでいるものの、数値については、さほど気にしてはいません。総コレステロール値が220以下が望ましいとされていますが、この数値にとらわれすぎるのもどうかと思います。私は、長いこと230台から下がることはありませんが、数値は安定しています。また、動脈硬化も心筋梗塞も発症することなく、現在も元気に暮らしています。周囲の人をみても、230台ぐらいの人のほうが元気なくらいです。

ただ、甲状腺の機能低下からくる高コレステロール値は、薬を服用しなければ改善されませんし、閉経時のホルモンのアンバランスからコレステロール値が一気に上がる場合もありますから、そういうときは、医師とよく相談する必要があります。

そのほか、糖尿病などの診断基準となる血糖値については、１２０以下で、ヘモグロビンＡ１ｃが7を超えなければ問題はないと思います。正常値というものは、年齢によっても異なるもので、高齢者の場合は、１２５でも正常といえるでしょう。

数値を気にするあまり病気を招くことも

ちょっと悪い数字が出たり、〝再検査〟に落胆する人は少なくありませんが、検査結果に一喜一憂するのは、意味のないことです。人間の身体は、血圧にしても血糖値にしても、つねに変動を続けているからです。検査した際に、たまたま悪い数字を拾ったとも考えられますし、また、反対に偶然、良い数字を示したと考えることもできます。

大切なのは、去年と比べてどうだったか、前回と比較して、安定しているのか、変化が激しいのか、それを分析することです。だからこそ、定期的に診断を受ける必要があるのです。また、検査は多方向から行なわれますので、ある点では引っかからなくても、別の角度からのチェックで異常が発見される場合もあります。

たとえ診断の結果が悪くても、嘆くには値しないと思います。むしろ、早期発見と受け止めて喜ぶべきではないでしょうか。病気だったら、すぐに治療に専念すればいいことですし、発病前であれば、いくらでも改善の余地がありますから、それこそ幸運。ちょっと食習慣を改善しただけで、すべての数字が正常値になり、以前より数倍体調が良くなったという話はよく聞きます。

くれぐれも、勝手に想像を膨らませて、病気をつくり出さないようにしてください。検査結果を悲観するあまり、本当に病気になってしまうこともあるのです。

私の場合、検査をすると、高コレステロール値だけでなく、低血圧の判定が出ます。若いときからずっと、最高血圧が１００mmHg以下ですから当たり前の結果で、自分ではとくに病気とは思っていません。多少立ちくらみやめまいはしますが、日常生活にも仕事にも支障はありません。それに、血圧は年齢とともに上がるもので、今では、ちょうど良いくらいの数値になっています。

低血圧だから朝は起きられないとか、無理できないという人がいますが、身体に対して必要以上に過保護にならないでほしいと思います。身体を大切にすることと、甘やかすこととは違うのです。

その辺に留意して、健診を上手に賢く利用してほしい。それが日本に健康診断を根付かせようと努めてきた医師としての願いです。

健康に必要なことは心の柔軟性

「規範が失われるために病人になるのではなく、1つの規範しか受け入れられないために病人になるのである」

これは、20世紀のフランスの生物学者、ルネ・デュボスの言葉ですが、この言葉に私は、健診結果に右往左往する人たちを連想してしまいます。数字は、あくまでも1つの目安であり、絶対的な規範ではありません。むしろ、それを自分なりに受け止め、自分なりの規範を見出していくことが大切なのです。それが、人の規範と一致しなくても気に病むことはないのです。

また彼はこうも言います。「健康と病気の違いは、環境に適応しようと努力した結果、それに成功したか、失敗したかの差である」と——。

つまり、人間にとって、どういう状態が健康であるかという規範はないし、それを形にして示すことはできないということです。健康を保つということは、自分を取り巻く、さまざまな変化に対して、そのつどバランスをとり、心と身体を適応させていくことだと彼は説いているのです。抽象的な言い方になりますが、健康とは日々変化して当然であり、変化しながら保たれていくものなのです。

ここにも、長寿のヒントがあります。「こうでなければいけない」という考え方では、健康は保てません。何事にも対応できる柔軟性が大切なのです。人間、年をとると頑固になります。規範にとらわれるようになります。健康を維持するには、そういう考えから改めていく必要がありそうです。

健康診断は〝一発勝負〟ではない

劉影の養生ガイド

何のための健診かを理解しましょう

「検査結果に神経質になるな」という日野原先生の意見にはまったく同感です。正常値としている数字は、統計学により50歳までの男性の平均値を基準としているので、多少のズレはあるでしょう。とくに50歳を過ぎた人の場合は、その可能性が高いと思います。コレステロール値に対しては、少し高めぐらいが元気で長生きという意見にも賛成で、体重にしても、標準体重より1、2キロオーバーしているほうが、病気になりにくいということもあります。

日本ほど徹底して検査を行なっている国はほかにありません。ところが、残念なことは、それが生かされていない点です。数字に神経質になりすぎる人がいるいっぽうで、健康診断をまるでイベントか何かと勘違いしている人もいます。「血糖値が高くなった」、「肝臓の数値が悪くなっている」と結果を確かめるだけで、数値の改善には考えが及ばないようなのです。私が知る範囲では、こういうタイプは5年もすると、糖尿病や高血圧と診断されてしまうようです。もっと健康のために役立ててほしいと願うばかりです。

アメリカ人は健康への意識をもって、プライベートで健診を受けますから、結果についてもきちんと受け止めて、努力を怠りません。日本人が、健診結果を活用できるようになったとき、日野原先生たちの努力が、ようやく実を結ぶのだろうと思います。

生活習慣病を予防する〝三種の神器〟

〝数字に振り回されない〟とはいえ、それは放置することとは違います。数値が、病気の一歩手前、つまり〝未病〟を示したら、改善策を考えましょう。

そこで、私がすすめたいのは、まず体重を少しずつ減らすことです。体重を減らすことで、血圧、血糖値、中性脂肪など、ほとんどの数値は正常域へと近づきます。

そのためには、身体を動かすことと、食事に気をつけること。身体を動かすといっても、特別な運動をする必要はありません。積極的に歩くこと、ただそれだけです。怒ったり、苛立ったりすることも血圧には影響しますから、ゆったりとした気分で、植物の美しい公園を歩くのもいいでしょう。

食事に関する注意点はいくつかあります。揚げ物などを避けること、アルコールの量を減らすこと、それから血液をきれいにするものを食べることです。私が〝三種の神器〟としてあげたいのが、①大豆製品 ②青い野菜と青魚 ③きのこ類で、メタボリックシンドロームの人に、ぜひ試してもらいたいものです。

大豆製品が、低カロリーで植物性たんぱく質を含むすぐれものであることはいうまでもないでしょう。また、ほうれん草、小松菜、チンゲン菜などの青菜は栄養の宝庫であり、青魚には、血液の流れを良くするEPAやDHAが含まれています。そして、きのこ類にも、血液をサラサラにする作用があり、免疫力強化の面でも注目されています。肥満度の高い人は、とくにカロリーの低いきのこ類をたくさん食べて、空腹を満たすようにするとよいでしょう。

習慣10

外食がちな人は野菜ジュースを

「一人暮らしだから、食事の支度は面倒で……」という人は多いのではないでしょうか。夕食はほとんど外食か市販の弁当、なかには3食とも外で済ませるという人もいるようです。素材や調理法にこだわって自炊している人に比べるとかなり手抜きの食習慣。せめてバランスだけは気にするようにしたいものです。

偏りがないか最近の食事を振り返ってみてください

あなたは、今週、どんなものを食べましたか？

何を食べようか迷うことはあっても、過去に食べた物を検証することは、めったにないでしょうが、ここ1週間に食べたものをちょっと振り返ってみてください。栄養面でも、味の面でも偏ることなくバランスの良いメニューを選んだでしょうか。

昼は1週間毎日そばで、夕食はといえば、1日おきに同じ店で同じ定食を食べていたなんてことがあるのではないかと思います。とくに1人暮らしで、家ではまったく料理しないという人に、こんな食べ方をしている人が多いようです。1週間、1ヵ月と思い返してみると、お決まりのものしか食べていない自分に、愕然《がくぜん》としたりするものです。

私も、朝食はジュースと牛乳などの定番メニューですし、病院の理事長室にいる限り、昼に口にするものは牛乳とクッキーだけですから、朝食と昼食に関しては、これに近いものがあります。しかし、夕食の献立は家族が考えてくれていますから、バラエティに富んだものをいただいていています。

最近では、男性でも料理が趣味という人が増え、そういう人は、栄養の偏りのないように献立を考え、キッチンに立ってこまごまと料理を楽しんだりしているようです。同じメニューに偏りがちな外食派とバランス重視の自炊派、何年かすると、その差は、体調や健康診断の数字に、はっきりと現れるのではないでしょうか。

それに、自分で料理をする人は、塩加減や甘さに敏感です。自らの経験から、〝これだけの甘さを出すには、相当な砂糖を使わないと無理だな〟とか、〝今日は、ずいぶん塩分をとってしまった……〟など、判断できますから、次に食べるものをどうするか、バランスを考えることができるのです。

だからといって、だれもが料理好きになれるものでもありません。外食がちな人は、好きなメニューに偏らないようにすることだけは守ってほしいと思います。最近では、メニューにカロリーや塩分表示しているレストランもありますから、そういうデータは、大いに参考にすべきだと思います。

体質に合った食材ガイド

野菜と果物をたっぷり摂りましょう

日野原先生ぐらいの年代の方は、外食がち＝男性の1人暮らしとイメージするのでしょうが、現代では、男女を問わず、また1人暮らしかどうかに関係なく、ほとんどが、外食に頼る傾向にあると思います。

たとえば、独身のビジネスマンやOLに限らず、子どもが独立した家庭において、妻は家で、夫は外で食事をとるとなれば、食事のときは2人とも1人暮らしと同じです。家にいる妻でさえも、1人分つくるのは不経済だからと、外食や市販の弁当で済ませるケースも少なくありません。つまり〝外食がち〟なのは、一部の独身者に限ったことではないのです。市販の弁当には、必ずといっていいほど油で揚げた料理が入ってますから、無意識のうちに毎日油を摂り過ぎて、結果、コレステロール値が上がってしまったというケースもあります。

外食が多くなるのはやむをえないとしても、やはりバランスには気を遣いたいものです。外食のメニューを見ますと、高カロリーの献立が多いので、外食でカロリー不足になったということはまず考えられません。どうしても不足するのは、ビタミンとミネラルですから、野菜や果物を補う必要があります。

しかし、レストランでサラダをオーダーしたとしても、またコンビニエンスストアーでサラダを購入しても、野菜の摂取量としては十分とはいえません。それに、果物をレストランなどで食べようとしたら、高い外食代についてしまいます。

外食がちな人は、自宅に野菜や果物を切らさないようにして、せめて週に2～3回は、野菜中心の食事を自宅でとるようにしたいものです。

自分の体質と相性の良い食材を知る

東洋医学では森羅万象を5つのタイプに分けて考えます。それは人間の体質も例外ではなく、人間の体質は木、火、金、土、水の5タイプからなるとされています。

人間には、そのタイプによって合う食べ物と合わない食べ物があると前述しましたが、ここでは、それについて触れておきますので、外食のメニューを選ぶ際の目安にしてほしいと思います。

さまざまな食材をまんべんなく食べることがいちばんですから、体質にあったものだけを食べなさいということではありません。ただ、不調のとき、食欲がないときは、体質に合った食材を選ぶことです。体質に合わないものはなるべく少量にし、合う食材といっしょに食べるのも良い方法です。ただし、塩辛いものとの相性が良いからといって、しょうゆや塩などの調味料は、摂り過ぎないように注意してください。

【木タイプ】

どちらかというと顔色が青白く、血行の悪いタイプ。汗をよくかき、筋肉質で太りにくい体質です。性格は積極的ですが、反面、せっかちで落ち着きない印象を与えることもあります。ヒステリックになることも。

↓「すっぱいもの」との相性がよく、おすすめの食材は、春菊、シソ、にら、ゆず、すもも、りんご、レモン、酢、梅ぼし、鶏肉など。

【火タイプ】

赤ら顔っぽく、肌は脂性。にきびができやすいタイプです。体質は木タイプと似ていて、汗っかきで筋肉質、肥満にはなりにくいでしょう。マイペースで物事に打ち込むタイプですが、精神のバランスを崩すと気分屋の面が出てしまいます。

↓「にがいもの」との相性がよく、おすすめの食材は、にがうり、ごぼう、うど、かぶ、セロリ、レタス、パセリ、スイカ、豚肉など。

【金タイプ】

乾燥に弱く、肌荒れしやすいタイプです。身体は中肉で、肥満になることはありません。健康面でも大きな問題はないのですが、ただ花粉症などに悩む人は多いようです。性格は冷静沈着。面倒見も良いので周囲の人から慕われるタイプです。

↓「からいもの」との相性がよく、おすすめの食材は、長ネギ、しそ、にんにく、赤唐辛子、こしょう、しょうが、もも、豚肉など。

【土タイプ】

顔色は黄色っぽく、冷えやすいタイプです。代謝が悪いので、肥満に悩むことにもなります。じっくり考えてから行動する思慮深さが長所ですが、いちどくよくよし始めると際限なく落ち込み、それが過食の原因になることもあります。

↓「甘いもの」との相性がよく、おすすめの食材は、サツマイモ、山芋、にんじん、なつめ、りんご、黒砂糖、大豆食品、牛肉など。

【水タイプ】

肌はややくすんだ感じ。土タイプ同様に冷え性で代謝が悪く、むくみによる下半身太りに悩まされます。性格はやさしくおっとりしていますが、消極的なのが欠点。うまくいかないことがあるとすぐにめげてしまいます。

↓「塩辛いもの」との相性がよく、おすすめの食材は、百合根、栗、いわし、あわび、海藻類、塩、しょうゆ、みそ、羊肉など。

以上が、相性の良い食材です。相性の良くない食材を知るには、右記の5つのタイプを「熱証」と「寒証」に分けます。身体に熱をためこみやすい「熱証」に属すのが木タイプ火タイプ、冷えやすい「寒証」に属するのが土タイプと水タイプです。「熱証」と相性が悪いのは、身体を温める作用のある長ねぎ、にんにく、しょうがなど、摂り過ぎは便秘や吹き出物の原因になりますので、注意してください。いっぽう、「寒証」が避けたい食材は、きゅうり、とうがん、にがうり、レタスなどの身体を冷やすもの。どちらにも属さない金タイプには、それほど相性の悪い食材はありません。

季節の食養生も心がけて

つけ加えておくと「熱証」と「寒証」では、季節ごとの食養生も変わってきますので、心に留めておいてください。

「寒証」の人にとって、大敵は水分とアイスクリームなどの冷たいものです。冬はとくに水分を身体にためないように注意しましょう。たんぱく質を積極的にとり、温かいスープなどで身体を温めるように。身体を動かして代謝を高める努力も大切です。

たとえ、真夏でも、水分のとり過ぎはいけません。温かいお茶を飲むようにしましょう。いちばん体調が良いと感じる季節は春です。

いっぽう「熱証」の人は、夏から冬は、比較的快適に過ごせます。もっとも苦手とする季節は春です。冬から春へ、気温が上がるにつれ、身体に熱がたまりやすくなり、便秘に悩まされたり、イライラがつのったりします。血圧も上昇しますので、高血圧気味の人は要注意です。

こういうときに、身体を温めるにんにくなどをたくさん食べると、体調はますます悪くなってしまいます。脂っこい料理やアルコール類も控えるようにしましょう。熱を発散するには、身体の熱を冷ますどくだみ茶などを飲むといいでしょう。スポーツで発散するのも良い方法です。

習慣11

レシチンとビタミンをサプリで補給

カロリーについては、オーバーしないように気をつけているという人がほとんどでしょうが、いっぽう、栄養面ではあれこれ足りないものがあるようです。栄養素のなかには、摂取しにくいものもありますから、サプリメントを利用するのもいいでしょう。ただし、自分には何が足りないのか、何が必要なのかをきちんと見極めることです。

レシチンでイキイキ脳をキープ

健康への関心は年々高まり、このブームを受けて、毎年、さまざまなサプリメントが生まれては、消えていきます。無数ともいえるサプリメントのなかには、きちんとした商品もありますが、「本当に飲んでも大丈夫だろうか」と疑いたくなるものも少なくありません。それでも、新しい商品が出れば、必ず試してみるという人も多く、毎日の食事より、サプリメントを飲むほうに重きを置いている〝サプリメントオタク〟までいると聞いています。

かくいう私にも愛飲しているサプリメントがあります。大豆からとった大豆レシチンで、愛飲歴は、かれこれ50年にもなるでしょうか。

大豆レシチンには、脳細胞や神経細胞を活性化したり、コレステロール値を下げて動脈硬化を予防、肌を美しくするなど、さまざまな効果が認められているのです。私は毎朝、パウダー状のレシチンを牛乳入りのコーヒーに入れて飲んでいます。元気とはいっても、90歳を超えれば身体のあちこちで老化は起こってきます。しかし、脳の衰えを感じたことはなく、これにはレシチンの力も大きいと思っています。

レシチンという物質は、約60兆個あるといわれる人間の細胞の1つ1つに存在して、酸素や栄養分を取り込んだり、不必要な物質を外に出したりしています。また、新しい細胞をつくる際にも、レシチンの力が必要です。不足すると、疲労・倦怠《けんたい》感、不眠、頭痛、老化現象など、不快な症状に悩まされます。こうして見ると、若い人よりは、中高年向きのサプリメントといえるでしょう。

もちろんレシチンは食べ物からも摂取できます。多く含まれるのは、卵黄、大豆、穀類、小魚、ウナギ、レバーなど。どれも、そうたくさん食べられるものではありませんが、大豆製品はできるだけ摂るように心がけています。

健康は目的ではなく手段

「あなたは健康のためにどんなことをしていますか?」と尋ねたら、健康ブームにのって嬉々として答える人は多いのではないでしょうか。「サプリメントを飲んでいます」「食事に気をつけています」「毎日、ウォーキングを欠かしません」など、いろいろな答えが返ってきそうです。どれも、たいへん良い習慣なのですが、十分とはいえないように思います。

私は、つねに、長寿に欠かせないのは、「目標を持って生きることだ」と言い続けてきました。つまり、「これをするために健康でいたい」という目標です。健康は、あくまでよりよい人生を生きるための手段であり、目的にはなりえないのです。目標は、どんな小さなことでもかまいません。「健康で孫の成長を見届けたい」「生きている限り現役で仕事を続けたい」「趣味の旅行を楽しめる身体でいたい」など、こうした具体的な目的が人間を支えるのです。目的があると、ただ健康でいたいとか、病気になりたくないという人より、健康に対して前向きになりますし、サプリメントの選び方、見方なども変わってくるように思います。流行に流されることなく、本当に自分に合ったものを選ぼうとするはずです。

なぜ健康でいたいのか、この目標を明確にするために、私は3年分のスケジュールが書き込める手帳を持つようにしています。講演会やイベントなどに、どうしても協力してほしいという依頼者の熱意に応えるためです。

「今年は、スケジュールが入っているので無理ですね」とお断りしても、簡単には諦めません。

「では、先生、来年はどうでしょうか、その次の年は？」

あまりの熱心さに、こちらも心を動かされます。それほどに、私を必要としてくれる人がいるというのはありがたいことです。こうしたことの繰り返しで、結果、私のスケジュール帳は、週末の休みもなく、2年先まで埋まりつつあります。

〝この日まではがんばらなくては〟。スケジュール帳に予定が書き込まれるたびに、それが健康の目標となり、日々の張り合いになります。

もしかすると、こういう喜びのほうが、サプリメントの効果より大きいのかもしれません。

サプリメントの正しい選び方

劉影の養生ガイド

完璧な健康人はいません

日本で、サプリメントを飲む習慣が広まり始めたのは、20年ほど前からではないでしょうか。当時は、まだこれほどたくさんのサプリメントはなかったはずです。それよりもずっと前から、日野原先生は、レシチンを飲んでいたということになります。

西洋医学の医師の多くは、現在でもサプリメントに対して疑問を持っています。安全性と有効性がはっきりしないものを、安易に口にすべきではないという考え方です。サプリメントのなかには表示を偽る商品や粗悪品も多いので、これには納得する点もあります。

しかし、私は生薬の研究を続けてきていますから、食べ物に薬効があることは誰より理解していますし、その知識と経験を生かして、サプリメントの開発などにも携わってきました。

ですから、本当に効果のあるものなら、未病の治療に取り入れても良いのではないかと思っています。

このように西洋医学の世界ではサプリメントを疑問視する人が多いなか、いち早くサプリメントを飲んでいた日野原先生の柔軟さには、またもや驚かされてしまいました。

私がサプリメントの力を借りることも必要と思っているいちばんの理由に、現代人の乱れた食習慣がありますが、食品に含まれる添加物なども気になります。また、野菜にしても、果物にしても、生産性を高めるためには農薬が必要です。色や形も整っていなくてはなりませんし、人間の好みに合うように、糖度や味もつくり変えられています。

こうした残留農薬や遺伝子組み替えなども、無視できないように感じるのです。さらに最近では、賞味期限や原材料などを偽るメーカーも多く、安全面でも疑わしい食品が少なくありません。

この結果、サプリメントに頼らざるを得ないという点も出てくるのです。栄養補給に、あるいは不快な症状の緩和に試してみるのもいいでしょう。ただし、サプリメントにはしっかりした基準が設けられていないので、選ぶ際には、十分な注意が必要です。なかには、成分のほとんどが添加物というものもあり、このような粗悪なサプリメントが体調を悪くするケースもあるようです。

どのサプリメントを選べばいいのか

身体に良いと聞けば、やみくもに何でも試す人がいますが、それは、もっとも危険な飲み方です。足りている栄養素を摂取したら、栄養過多になってしまいますし、薬を服用している人は、薬との相性についても考えなくてはなりません。不安な場合は、医師に相談するといいでしょう。

一般的には、どのようなサプリメントを飲んだらよいか、簡単にアドバイスをしておくことにしましょう。

まず、外食で栄養が偏りがちなビジネスマンに欠如しやすいのが、ビタミンやミネラルです。若い女性のなかには、太るのを気にして必要以上に少食にしている人がいますが、この場合も、ビタミンやミネラルは不足がちになります。最近では、バランスを考えて配合されたマルチビタミン剤が人気です。ビタミンは組み合わせることで相乗効果を発揮しますから、このタイプのものを食事といっしょに飲むのもいいと思います。また、鉄、カルシウム、亜鉛、マグネシウム、カリウムなどのミネラルについても、単品で摂取するのではなく、必要な成分がバランスよく配合されたものを選びたいものです。

個人差はありますが、40歳を過ぎてくると、こうした栄養補助型のサプリメントではなく、身体の不具合を調整するものを求めるようになります。血圧や血糖値が高めだったり、更年期症状や目の疲れを何とかしたいなどという目的で愛飲が始まるのです。

この場合に、目安となるのが、特定保健用食品の認定マークがついているかどうかです。これは、加工食品の効果に対して、厚生労働省が認めているというマークですので、選ぶ基準の1つに加えておきましょう。

しかし、いくら吟味してサプリメントを選んでも、何も効果が感じられないという場合は、腸内環境に問題がある場合が多いようです。腸の状態が悪いと、どんなに食事に気をつけ、また良質なサプリメントを摂取したとしても吸収されません。

現代人の多くは腸内環境が乱れているといわれ、便秘薬が手放せないという若い女性もいます。

思い当たる人は、まず、腸内環境を整えるサプリメントから始めるのがいいかもしれません。

習慣12

肉を食べれば体がサビない

肉や魚に含まれる動物性たんぱく質やカルシウムは、成長期には必要不可欠ですが、高齢者にとっても大切な栄養素です。年をとると、あっさりしたものを好むようになって、肉や魚を敬遠する傾向にありますが、欠かさず摂るようにしたいもの。丈夫な骨のためにカルシウム補給も忘れないでください。

動物性たんぱく質は中高年こそ必要です

最近ではハナをたらしている子どもを見かけなくなりましたし、しもやけに悩む人も少なくなったようです。その理由は食糧事情が良くなったからで、ことに肉や魚、卵や乳製品などに豊富に含まれる動物性のたんぱく質を十分に摂取するようになったからです。

健康のために、毎日欠かすことのできないもの、それがたんぱく質です。けれども、私が、このようにたんぱく質をすすめると、高齢者からは否定的な答えが返ってきそうです。

「動物性のたんぱく質は、伸びざかり、育ちざかりの子どもや若者にのみ必要で、中高年になったら、あまり食べる必要はないのでは？」。それに、ほとんどの人が、「穀物や大豆に含まれる植物性たんぱく質なら摂取できるが、近ごろは、肉や魚を食べたいとは思わなくなってきた」といいます。

私は、そんな高齢者にこそ、動物性のたんぱく質を摂ってほしいと思います。もちろん、摂り過ぎると肥満の原因になってしまいますが、不足すると栄養不足になり、活力や皮膚のはりなども失われていきます。

また、中年にさしかかると代謝が悪くなるため、若いときより太りやすくなったと感じる人は多いでしょう。どうやら、この原因も動物性たんぱく質の不足にありそうです。たんぱく質はアミノ酸で構成されていて、アミノ酸は脂肪を燃焼するのに必要なものなのです。

大豆製品などにもたんぱく質が含まれているため、〝植物性のたんぱく質をとっているから大丈夫〟という人がいるかもしれません。しかし、動物性と植物性では、構成するアミノ酸に違いがあって、人間が脂肪の燃焼に求めるのは、動物性たんぱく質のほうです。

私は大豆製品のなかで、とくに豆腐が好きなのでよく食べますが、そのほかに、肉か魚、必ずどちらか食べるようにしています。魚は赤身でも、白身でも、何でも食べますし、肉料理も好きで、週に2回ほどステーキも食べます。魚については好きなだけ食べますが、肉は60～65グラムぐらいと決めています。卵は、コレステロール値が気になるので、多くは摂らないように気をつけています。

肉や魚には、肌によいコラーゲンも含まれています。成長期を過ぎても、いつまでも若々しく〝サビない人〟をめざすのなら、動物性たんぱく質は毎日少量でも摂るようにしたいものです。

牛乳で骨の老化を防ぐ

高齢者にとってたんぱく質と同じくらい重要なのがカルシウムです。私は、カルシウム摂取のために、朝、昼、たっぷりの牛乳を飲む習慣をずいぶん長い間続けていますし、小魚なども食べるようにしています。

骨密度が減ってもおかしくない年齢でありながら、丈夫な骨をキープしているのは、毎日たっぷりの牛乳を飲み、小魚を食べているおかげだと思っています。牛乳には動物性たんぱく質も含まれているので、カルシウムとたんぱく質が同時に摂取できて便利です。

また、小松菜やほうれん草、菜の花などの青菜もよく食べますが、青い野菜にはビタミンCが豊富に含まれていて、ビタミンCにはカルシウムを骨に定着させる働きがあります。小あじの南蛮漬けと青菜のおひたし、好物であると同時に、骨を丈夫にしてくれるメニューです。

いっぽう、高齢者の場合は、骨折に対する対策も考えなくてはなりません。一度骨折してしまうと、復帰が難しいので要注意です。高齢者が転んで骨を折ったら、そのまま立ち上がれなくなって寝たきりになってしまったという話はよく聞きます。そこで、私は、どうせ転ぶなら骨折しないように転ばなければと、ソファーの上で上手な転び方の練習をした時期もありました。

さらにカルシウムは、ただ摂取すればいいというものではありません。身体を動かさないでいると、カルシウムが溶け出す危険性があるといわれているのです。

その極端な例が、宇宙飛行士の宇宙での体験です。スペースシャトルの無重力状態のなかで何カ月もすごすと、骨も筋肉も使わずに弱ってしまい、カルシウムが溶け出してしまいます。もとの身体に戻すには、かなりのトレーニングが必要になるそうです。

したがって、カルシウムを摂取すると同時に、身体を動かすことも心がけなくてはなりません。60代後半になってくると、毎日、コンスタントに身体を動かしていないと、思うように動かなくなってきます。若いときには、休日といえば1日中ゴロゴロして過ごすこともできたのに、最近では、そんなことをしようものなら、かえって身体のあちこちが痛んで調子が悪いという人は少なくありません。

また、朝起きてしばらくは身体が痛いが、動いているうちに痛みがなくなってくるという経験もあるでしょう。

〝もう年だから〟と身体を甘やかしてはいけません。年をとったからこそ、毎日、きちんと身体を使ってあげないと、運動能力はどんどん低下してしまいます。

必要な栄養をきちんととって、毎日、適度に動かす。それを続けることが、何より長寿の秘訣といえるでしょう。

骨と筋肉に効く〝健康スープ〟のつくり方

劉影の養生ガイド

牛乳が苦手な人におすすめの健康スープ

日野原先生のように牛乳を飲むのに抵抗がない人はいいのですが、お腹の調子が悪くなるので牛乳が苦手という人もいます。また、最近では、〝牛乳は健康に良くない〟という考えの医師もいて、その影響から牛乳を敬遠する人もいるようです。サプリメントがいちばん手軽という声も聞きますが、カルシウムはサプリメントからでは十分に吸収されないとのデータもあります。

しかし、健康を維持するためには、カルシウムを摂るべきという点では、私も日野原先生の考えに賛成です。

では、ほかにどのような方法があるかというと、東洋医学では豚肉や牛肉、鳥肉入りのスープや、豚骨のスープをすすめます。スープは身体を温めて栄養素の吸収を高めます。スペアリブとクコの実をじっくりと時間をかけて煮て、塩、こしょうで味をととのえるという非常にシンプルなものですが、誰にでも好まれるスープだと思います。

豚骨スープを売りにしているラーメン店も多いようですが、ラーメン店のスープとなると、塩分が多いので身体には良くありません。現代人の場合、それでなくても塩分の摂り過ぎが問題となっているのですから、豚骨スープは、ぜひ家庭でつくるようにしてください。

このほか、カルシウムを多く含むものとしては、日野原先生もお好きな小魚、アーモンドやピーナッツ、くるみなどのナッツ類にも含まれています。

心の健康にも効く動物性たんぱく質

高齢になるにつれて、骨が弱らないように配慮するのは大切なことですが、それだけでは十分とはいえません。たとえ、骨の老化は避けられたとしても、骨を支える筋肉がしっかりしていなければ、身体をスムーズに動かすことはできないからです。筋肉を安定させるものが、動物性のたんぱく質なのです。

そこで、紹介した肉のスープと豚骨のスープは、骨と筋肉、両方に効果のあるすぐれたメニューといえます。中国の家庭料理の定番で、産後や病後の快復を早めるスープとしても昔から親しまれてきました。

60歳を過ぎると、極端にさっぱりしたものを好むようになり、たとえスープでも肉入りは脂っこくてイヤだ、魚のスープは生臭さが気になるという人もいるかと思います。けれど、動物性のたんぱく質をとらないでいると、エネルギー不足になり、場合によっては発病ということにもなりかねません。

最近増えている老人性の栄養失調はたんぱく質不足が原因。老人性のうつ病にも大きく関わっています。

最近では生活習慣病予防のために、〝肥満解消〟がもっとも大きなテーマとされています。この流れからすると日本人のほとんどが栄養過多という印象ですが、高齢者の場合、これとは反対に栄養不足の人が多いのが実情です。年とともに腸の吸収力も

豚骨スープ

＜材料＞（4人分）

A
- スペアリブ…2〜3本
- くこの実…30g
- 水…カップ6

塩、こしょう…各適量

＜作り方＞

①鍋にAを入れ、あくを取りながら2時間ほど煮込む。
②スペアリブが柔らかくなったら、塩、こしょうで味をととのえる。

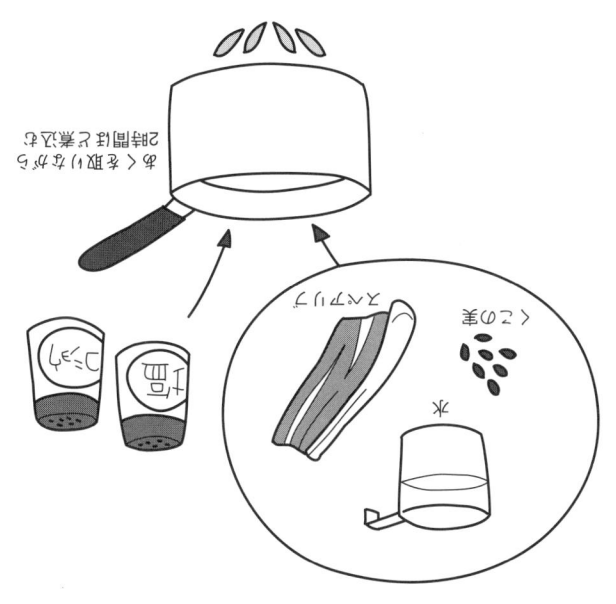

低下していきますから、そのような点も考慮して栄養補給する必要があります。

また、動物性たんぱく質には、脳を活性化して認知症などを予防する作用があるともいわれています。中国と日本で病気の発症率を比較した場合、生活習慣病においては同じように増加傾向を示しますが、認知症の発症率は、日本に比べて中国のほうが少ないようです。認知症の場合、遺伝子などとの関係性もあるそうですが、いちばんの理由は、たんぱく質の摂取量にあるとされています。中国では、年齢に関係なく肉や魚をよく食べます。肉の食べ過ぎは、生活習慣病の原因にもなりかねませんが、1日60～80グラムぐらいは摂るべきでしょう。

高齢者の栄養不足や認知症が目立つようになったのは、1つには寿命が延びたせいもありますが、食べ物の変化も無視できません。

以前は、1つ屋根の下に二世代、三世代の家族が住んでいましたから、高齢者も、子どもや若者と同じものを食べて過ごしました。ですから、たんぱく質不足は避けられていたのです。

ところが核家族化が進み、高齢者だけで食事をする家庭も増えました。とくに不足がちなたんぱく質については、意識的に摂るように心がけてほしいものです。

たんぱく質を摂取することで、治療がスムーズに運ぶ場合もあるそうです。北京大学で開かれた学会で、腎臓内科医から聞いたのですが、人工透析の患者さんはどうしても栄養失調に陥りやすく、これを防ぐために、透析中、あるいは透析後に牛肉のハンバーグやチーズなどの高たんぱく質の食事を与えるということです。食事制限も有効的な治療法ですが、病気と闘うにはある程度の栄養も必要なのです。

習慣13

和食の落とし穴〝塩分〟に注意

塩は和食に欠かせない調味料です。そして、食品を保存するという重要な役目をも担って、昔から日本人の食生活を支えてきました。同様に、みそやしょうゆも、さまざまな料理の味を引き立てるものとして重宝されてきました。しかし、いずれも摂り過ぎは禁物。生活習慣病予防のために、薄味でおいしくいただくことにしましょう。

塩分は1日10グラムを超えないように

みそ汁、塩鮭、ぬかづけに梅干し、そして煮物……、いずれも日本人が昔から親しんできた和食の味。ごはんに塩をまぶしておにぎりに、寿司飯のうまさを引き立てるのも、やっぱり塩です。しかし、あるとき気がつくのです。高血圧や脳卒中などの病気の原因が、こうした調味料の過剰摂取にあったことに……。

私が日本人の脳血管障害についての統計を発表したのは、今から30年前のことでした。高血圧から脳卒中などを発病する率は、アメリカ人に比べると日本人のほうが圧倒的に多く、その傾向は、東北、信州、山陰など、寒い地方に顕著に見られることがわかったのです。

道路も交通手段もなかった時代、深い雪に閉ざされる地方では、冬の食糧確保に知恵を絞らなければなりませんでした。その悪条件をカバーしたのが塩で、塩は食べ物の腐敗を防いで保存を可能にしました。

さまざまな食材を塩で漬け込み、そして、寒さが厳しい季節になると、料理も味つけもいちだんと塩辛くなりました。寒い地方には、こうして生まれた保存食や料理が、郷土の味として後々まで親しまれましたが、それが、塩分の大量摂取につながり、人々の健康を蝕むことになってしまったのです。

当時、寒冷地の人々が摂取していた塩の量は、1日25〜30グラム。茶さじ1杯が約4グラムですから、6、7杯もの塩を摂取していたことになります。それに比べて、アメリカ人は、1日8グラム程度。毎日のこの食習慣の差が、発病率の差に表われていたというわけなのです。ちなみに、日本高血圧学会では、1日7グラム以下を勧めています。

私が診た患者さんのなかで、いちばん塩の摂取が多かった人は、1日に40グラムもの塩を摂っていました。彼は溶鉱炉で働いていたため、身体から排泄される塩分も人並み以上ではあったのですが、それにしても40グラムというのは尋常ではありません。同じ職場には、高血圧の人が非常に多かったと聞いています。

その患者さんにアドバイスしたことは、塩の摂取量を毎日10グラム以下にすること。そして、食習慣を改めるためにも仕事を変えたほうがいいとすすめました。彼は、私の指示通りに転職し、そして塩分も1日10グラム以下に抑えたため、結果的には降圧剤を服用することなく、健康を取り戻すことができました。高血圧症から深刻な事態に至ることなく完治したのは、彼がまだ、劉先生のおっしゃる〝未病〟の段階で改善に努めたからだと思います。

ですから、高血圧気味という人は、食事を思い切って薄味にしてみることです。降圧剤は一度服用を始めると、止めるタイミングが難しい薬です。食事だけで改善できれば、これ以上のことはありません。また、塩分の摂り過ぎは、胃がんとの関係も深いようです。塩分の過剰摂取によって、高血圧や脳卒中を患う人が多かったころ、胃がんの発症率も高かったのです。塩の弊害に気づき、摂り過ぎに注意するようになってからは、胃がんの発症率も徐々に減ってきました。

ラーメンやそばの汁は残しましょう

現在の日本人の塩分摂取量は、都会に住む人で、1日12グラム程度といわれています。塩分に気をつけようという意識が浸透していますから、寒い地方の人たちも昔に比べれば、塩を摂らなくなりました。それでも、私としては、1日10グラム以下、できれば8グラムに減らしてほしいと考えています。アメリカでは5グラムを理想としていますから、10グラム以下にしても、まだアメリカ人の倍の塩分を摂ることになります。アメリカ並みに砂糖やバターを摂取して、さらに塩分はその倍ということになったら、生活習慣病にならないのが不思議なくらいです。

1日10グラムに抑えるためには、いくつか方法がありますので、簡単に挙げてみることにしましょう。

①ラーメンやそばなど、麺類の汁は残す
②減塩しょうゆや減塩みそなど、調味料を減塩のものに変える
③煮物やみそ汁などの量を減らす
④佃煮《つくだに》、漬物、塩漬けの魚など、塩分の多い食品は食べる回数を減らす

野菜の煮物などは低カロリーで、その点からするとヘルシーな料理ですが、煮しめると、どうしても塩分が多くなります。できるだけ薄味にするか、食べる回数を減ら

してください。また、何にでも、しょうゆや塩をかけて食べる人がいますが、できるだけ、素材の味を楽しむようにしましょう。

よく、食べているときは気がつかなかったのに、食後しばらくして、のどが渇くことがあると思います。料理にたくさんの塩が使われていたのでしょう。外食の場合、甘みや辛味によって、塩分を感じないことがあるので注意しましょう。とくに舌を焼くように熱い料理の場合は、相当な塩分が含まれている可能性があるので、ひんぱんに食べるのは良くないと思われます。また、定食屋などで、みそ汁をお代わりしたりするのもいけません。

最近では、子どもたちが口にするお菓子に、かなりの塩分が使われているようで気になります。刺激的なスパイスを使ったお菓子には、塩分量の多いものも少なくありません。子どもの味覚を育てることは大切なことです。血圧の高いおじいちゃん、お父さんだけというのではなく、家族全員で薄味を心がけるようにしたいものです。

塩分を摂り過ぎないためのアドバイス

和食の欠点は塩分の多さ

私は日本料理が大好きです。季節の食材を上手に使い、繊細な味でおまけにカロリーを摂り過ぎることもないため、安心して食べられるのが魅力です。友人と食事をする際、この20年間、中国料理を食べるより、和食を食べることのほうが多いように思います。

私が和食のお店を選ぶ基準は、旬の食材を取り入れていて、素材の味を大切にしていること。そして塩分の量が控えめであることです。

まだ日本に来て間もないころ、友人が私のために用意してくれた夕食に驚いたことがありました。とっておきの料理を用意してくれていたのですが、あまりに塩分がきつく、油のせいか口の中もすっきりしません。〝日本人はこんなに塩辛いものを食べているのか〟と思ったものでした。

そこで、一度食べてみて、〝塩辛いな〟と感じた店は避けるようにしています。もちろん、薄味でおいしく食べさせてくれるお店はたくさんありますから、そういう店を選べば良いわけです。

私が、日本料理を批判すると、〝中華料理にも、相当の塩分が含まれているのではないか〟という人もいるかと思います。

たしかに、日本で食べる中華料理のなかには、塩分の多すぎるものもあります。でも、中国の薬膳料理は、ほとんど調味料を使いません。私は、これが本来の中国料理ではないかと思っています。口の中で唾液と混ざり合い、身体にやさしいちょうどよい味になるように調理されているのです。

日野原先生が、子どもたちの味覚について懸念されている気持ちはよくわかります。多すぎる塩分は舌の感覚を鈍くしますから、濃い味に慣れてしまうと、薄味では物足りなくなってしまう。

味覚は生まれてから10歳ぐらいまでに形成されるといわれています。子どものうちから、そういう味に慣れ親しんでしまったら、社会人になる前に、生活習慣病未病にもなりかねません。社会に出たら、疲労とストレスが待っていますから、すぐに発病という可能性も大きいのです。

家族の健康を守るには、料理をつくる人の健康状態がカギになることも覚えておいてください。

というのも、過剰なストレスや疲れで体調が悪くなると、舌の感覚が鈍くなって、塩やしょうゆなどをいつもより多く使ってしまうことがあるからです。家族から、「お母さん、今日の料理、いつもより塩辛いよ」と言われたり、料理をしていて、なかなか味が決まらないと感じたりしたことはないでしょうか。そういう場合は、自分自身の健康状態をチェックしてみる必要があるかもしれません。

酢や海藻類をすすんで摂りましょう

塩分を1日10グラム以下にするためにはどうしたらよいか。

日野原先生が挙げられている注意事項に、私なりにプラスしてみたいと思います。

未病訓のところでも取り上げましたが（55～56ページ）、まず、おすすめしたいのは、塩に代わる調味料として、酢を使うことです。中国人は、日本人の何倍もの酢を摂取しています。中国の食卓には必ず黒酢が置いてあって、餃子や肉まんなどの飲茶、揚げ物や炒め物、麺類やスープと、さまざまな料理に黒酢をかけて食べる習慣があります。酢は古代から伝わるもので、疲労回復や血糖値上昇の抑制、消化吸収の促進、そのほか肝機能を活発にするなど、さまざまな効果が挙げられます。昔は、治療にも使われていたといいます。

塩の代用品は、酢のほかにもあります。レモンや酢橘《すだち》などを絞ったり、香味野菜を使うのも良いでしょう。

摂取した塩分を排泄《はいせつ》する働きのあるものを積極的に食べるのも効果的です。たとえば、わかめやのり、昆布などの海藻類には、塩分を便といっしょに排泄する働きがあります。

外食としてラーメンを食べるときなどは、海草を取り入れるようにすると良いでしょう。ただし、ラーメンには、1杯に6～8グラムの塩分が含まれていますから、毎日食べ続けたら、過剰摂取になってしまいます。

また、忙しいビジネスマンで、太りすぎが気になる人のなかに、ランチはいつもざるそばという人も見かけます。たしかにざるそばは低カロリーですが、栄養面でのバランスは悪く、そばつゆにはたくさんの塩分が含まれていますから、1食で3グラム程度の塩を摂ることになってしまいます。

レストランの塩分表示などを参考に、どんな料理にどのくらいの塩分があるか、覚えておくのも大切なことです。

高血圧気味の人は、1日10グラムでは多すぎるので、5～7グラムぐらいを目安にしてください。これを守るには、なるべくインスタント食品を避けることです。加工食品には思った以上の塩分が含まれています。気軽に食べているインスタントラーメンには5～6グラム、レトルトカレーには3～4グラム、またインスタントみそ汁には約2グラム。レトルトカレーとインスタントラーメンを食べれば、1日の摂取量を簡単にオーバーしてしまうのです。

代表的な外食メニューに含まれる塩分・エネルギーの目安

鍋焼きうどん 塩分7.3g 595kcal	**ちらしずし** 塩分4.2g 600kcal	**ざるそば** 塩分3.0g 255kcal
スパゲティナポリタン 塩分3.6g 650kcal	**カレーライス** 塩分2.6g 665kcal	**ビーフステーキ** 塩分1.5g 675kcal
みそラーメン 塩分8.0g 570kcal	**しょうゆラーメン** 塩分5.7g 460kcal	**タンメン** 塩分5.9g 635kcal
梅干し（大1個） 塩分2.5g	**いかの塩辛（40g）** 塩分2.8g	**ベーコン（3枚）** 塩分1.3g

『食べて治す・防ぐ医学事典』（講談社）より

スーパーなどで、加工食品を大量に買いこむ人を見かけますが、常食にするのだけは避けるようにしてください。

また、インスタント食品を食べる場合は、薄味にするように心がけるようにしましょう。

たとえば、ラーメンのスープの素は少なめに入れることです。

インスタントみそ汁には表示の約2倍のお湯を注ぎ、1人分を2人で飲むようにするくらいでちょうど良い塩加減だと思ってください。

習慣14

ウエストを測るだけで肥満は防げる

現在の体重を20代、30代のころと比較してみてください。10キロ単位で太った人もいるのではないでしょうか。腹囲も増えていませんか？　私が30歳のときの腹囲と変わっていないというと、みなさんびっくりします。定期的に身体のサイズを測って、食習慣を整える1つの目安にすることも大切です。

ウエストをこまめに測ってキープしましょう

永遠の若々しさを求めて体型をキープしようとするのは、女性の特権ではありません。男性も、もっと体型を気にするべきだと思います。なぜなら、体型は生活習慣病を判断する大きな要素でもあるからです。

人間の身体というのは、年齢とともに自然と代謝が悪くなってゆくものです。代謝が悪い身体とは、摂取したカロリーをためこむ身体ですから、当然体重も増え、ウエスト（腹囲）も太くなります。

同窓会などで再会した友人が、学生時代とは別人のように太っていたという経験がある方もいるでしょう。そういう友人は、おそらく内臓のどこかにトラブルを抱えているはずです。

定期的に体重を測るということはほとんどの方が習慣として行なっていると思いますが、私はそれに加えて、腹囲を測ることにしています。

メタボリックシンドロームを判定する１つの目安として腹囲があります。男性では

85㎝以上、女性では90㎝以上だと、内臓脂肪面積が100㎠以上に相当するといわれています。しかし、そうしたことが問題視されるずっと以前から、私は腹囲を測り続けています。

その結果、96歳になった今も、30歳のときの腹囲と同じです。かりに今、30歳の頃はいていたズボンを出されても、難なくはけるというわけなのです。まだ若いから大丈夫と過信せず、30代からこうしたボディチェックを続けていくと、かなりの確率で発病が防げるのではないかと思います。

中高年の人の場合、昔に比べて大幅にサイズが変わったら、少し危機感を持って、体重を戻すようにすべきでしょう。

66年間変わっていない腹囲。変えないためには、いつも同じようなパターンで食事をとっていてはダメです。年齢とともに食べる量を少しずつ減らして、腹囲をキープするように努めたいものです。

どこからが肥満なのか

本書のなかで、幾度かメタボリックシンドロームという言葉を使いましたが、この基準値が果たして妥当かどうかは、まだ曖昧な点があります。ですから、腹囲の基準値についても、これから変更される可能性は大きいでしょう。もしかすると、また違った名称のシンドロームが登場するかもしれません。

しかし、どんなものが登場するにしろ、その目的は、生活習慣病の発症を食いとめることですから、危険性のある人が〝努力して肥満を解消しよう〟と自発的に思わない限り、あまり意味のあることとはいえません。

私は、肥満については、もっとおおざっぱに捉えています。誰にでも簡単に判定できる方法としては、身長から１００を引いた数字を最高体重として、それを超えないようにすることです。

たとえば、身長１７０㎝の人は、体重70kgを超えないように注意すれば良いという考え方です。

腹囲についていうなら、私の理想は30歳のときのサイズですが、30歳のとき、もっとも太っていた人もいるでしょう。

そこで、これまでを振り返ってみて、いちばん身体が軽く、フットワークが良かったころのことを思い出してみてください。思い当たったら、そのときの腹囲が、自分にとっての目標とすべき腹囲だと思います。

毎日、鏡を見れば未病を防げる

劉影の養生ガイド

自分なりの基準でOK

医学の世界では、人間の生理機能は20代で充実期を迎えると考えます。もちろん、個人差や男女による差はありますが、これまでの身体の変化を振り返ってみて、〝20歳ぐらいのときが、いちばん体力も気力もみなぎっていた〞と感じる人は多いのではないかと思います。

それなのに、なぜ、日野原先生は30歳と決めていらっしゃるのか。ちょっと考えてみることにしました。すると思い当たることがありました。1つには、先生が生きた時代というものがあるでしょう。先生が青春時代を迎えられたとき、戦争の影響で日本には満足に食べるものさえありませんでした。ほとんどの子どもや若者が、栄養不足の状態であったと思われます。どんなに若く、やる気に溢れていた人でも、筋肉はやせ、とてもベストの状態とはいえなかったことでしょう。

さらに悪いことに、先生は肺結核を患っておいででした。せっかく合格した京都大学の医学部を休学して療養中。ですから、20歳のころのサイズを維持していたら、今日のように健康ではいられなかったことになります。

それから10年、先生は、30歳になって、ようやく健康な身体を手に入れたのだと思います。

このケースからもわかるように、ベストコンディションだった時代は、人それぞれ異なるので、自分なりの基準があっていいと思います。

それに、体型というものは、人によって違うことも覚えておくと良いでしょう。象徴的な出来事としてこんなことがありました。医師仲間で体脂肪を測定していたときのことです。ある医師が突然、「あれ、この測定器、壊れたみたい」といい出しました。「どうして?」と聞く私に、「H先生の体脂肪が21%なわけないですよ……」。

H先生の体型を見てみると、お腹が出ていて、なるほど肥満体型に見えます。ところが、予想していた体脂肪をかなり下回っていたのでした。

別の機械で測りなおそうということになりましたが、再度測っても、結果は変わりませんでした。そこで気づいたこと。H先生は、もともとお腹の出た体型だったのですね。

また、女性の場合は、出産によって体型が変化するものです。出産の時期や回数によっても、変化の仕方は変わってきます。そんなことを考慮しつつ、自分のベスト体重とウエストサイズを割り出し、近づける努力をしてみてください。

顔のシミで内臓の不調がわかる

肥満度を出すには、体脂肪計を用いたり、複雑な数式を駆使する方法がありますが、これに固執する必要はありません。面倒だという人もいるでしょう。私も、日野原先生の考え方に同感で、身長から100を引いた数字を体重の上限とする程度の認識があれば十分だと思います。

それより大切なのは、やはり過去と現在との比較でしょう。日野原先生が、過去の自分と比べて、腹囲を気にされていることは良いことだと思います。

このように、サイズチェックはもちろんのこと、定期的に鏡の前に立って、身体を入念にチェックする時間をもってください。肌のハリやつやはどうか、お腹や首のまわりにぜい肉はついていないか、筋肉はどうか、背筋は伸びているかなど、さまざまな角度から眺め、過去の自分と比べてほしいのです。中国には、女の子が成人すると鏡を贈る習慣があって、これには、今の健康と美を保ちつづけてほしいという思いが込められています。

朝起きて鏡を見たら、〝いつもより顔色が悪い〟とか〝顔がむくんでいる〟などと気づくことがあると思いますが、東洋医学では、これを治療に取り入れています。望診と呼ばれる診察法で、患者さんの表面に現れた種々の変化をとらえて、チェックしていくのです。人間の身体というものは実に雄弁で、じっくり観察すると多くを語りかけてきます。特別な検査をしなくても、そこから病気が見つかることもあるのです。

わかりやすい例は、顔のシミ。内臓の不調がシミとなって表われることがあります。たとえば、頬にシミが表われたら、肺や肝機能に問題が生じているのかもしれません。

顔のシミは未病のサイン

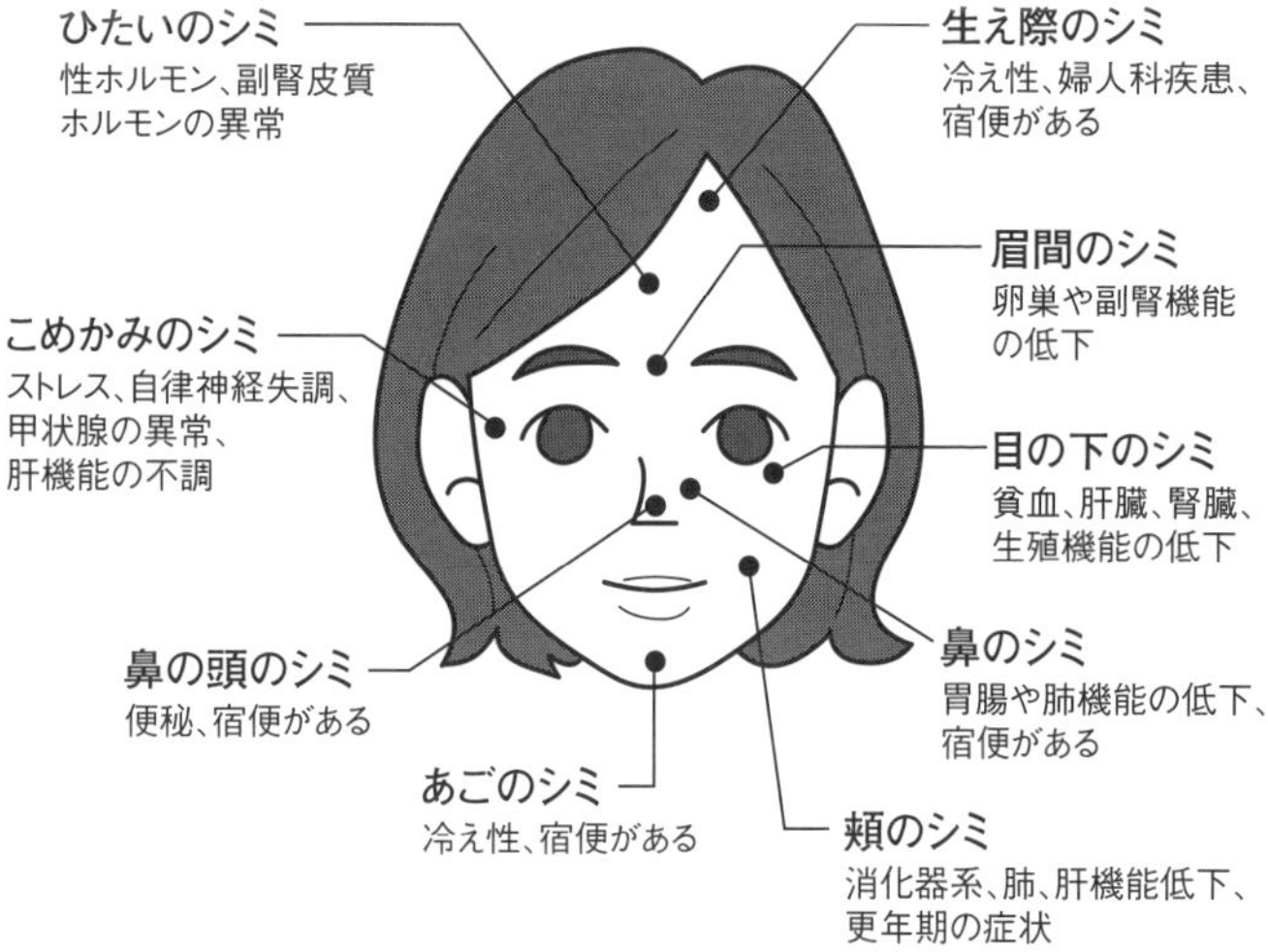

あごのシミは、腸内環境が悪化しているサインとも考えられます。

そんな視点から顔を眺めてみると、思い当たることがあるかもしれません。

このような発見を食生活に生かし、胃が疲れていると思ったら消化のよい野菜中心のメニューを、便秘ぎみのときには整腸作用のあるウーロン茶を飲むなど、工夫してみましょう。また、サプリメントを選ぶ目安にしてもいいと思います。

習慣15

効率よくカロリーを消費する

良い食習慣を身につけるだけでなく、身体を動かすことにも気を遣いたいものです。だからといって無理にスポーツジムに通う必要はないでしょう。私は日常生活のなかで簡単にできる運動がいちばんいいと思っています。ほどよい運動ですから、長く続けられるし、身体や仕事にも負担をかけません。

歩く習慣で無理なく効率よくカロリーを消費

健康のためにスポーツジムやダンス教室に通ったり、ＤＶＤを見ながら筋肉トレーニングを行なうなど、こまめに身体を動かしている人は多いと思います。もちろん、私もその１人で、なるべく身体を動かすようにしています。かといって、特別にレッスンを受けたり、ジムに通ったりする時間はありませんから、どこでも簡単にできることを基本としています。

そこで、発案したのが、まず歩くことです。よく、〝１日１万歩〟をスローガンに掲げる人がいますが、いきなり、１万歩歩こうと思っても、それは無理。少しずつ慣らしながら、私は、現在１日８０００歩を目標にしています。ただし、ウォーキング専用の時間をとるのは難しいので、移動の合間を見つけては歩くように心がけています。

たとえば、空港などに設置されたオートウォーク、いいかえれば動く歩道。どんなに荷物が重くても、私がこれを利用することはありません。オートウォークに乗って、ゆっくり進む人を横目に、少し早足で、これを追い越すのが楽しいのです。ただ、歩くのではなく、追い越すときの爽快感、ここがポイントです。

良い食習慣を身につけ、さらに運動の習慣を身につければ、長寿に、もう1歩近づいたことになります。ただし、運動にも注意点があります。若い人の場合、週にどのくらいのペースで運動するかは自由です。週に1度でも2度でも、自分なりのペースで行なってください。

しかし、高齢者の場合は違います。最低でも、週に3、4回は運動するようにしたいもの。1週間に1度、いきなり身体を動かすというペースでは、かえって身体に負担をかけたり、故障の原因になります。短い時間でもかまいませんから、できれば毎日動かすのが基本です。激しい運動は避けて、早足で30分ほど歩くくらいがちょうど良いでしょう。

自分に合った運動を知る方法

エスカレーターを利用しないというのも、私の健康法の１つです。

移動の際、駅のエスカレーターを使用しないのはもちろんのこと、病院内でもなるべく階段を使うようにしています。聖路加国際病院内の私の部屋は5階にあるため、地下１階の駐車場から、私の部屋へ行くときには、約１５０段の階段を上ることになります。毎日続ければ、それだけでも、かなり足腰が鍛えられるはずです。

しかし、いきなり、１５０段も上れるようになったわけではありません。最初は地下１階から2階まで階段を利用し、あとはエレベーターに乗るようにしていました。慣れてきたころに、今度は3階まで、次は4階までというように、少しずつ段数を増やしていったのです。

こんなふうに、徐々に身体を慣らし、毎日のように適度な運動をするということが、高齢者の身体の使い方としては理想です。

身体にちょうどよい運動法を決めるときには、脈拍数を測ることです。

手首に軽く指を置いて、脈拍を数えてみましょう。一般的には、1分間に男性が60～70程度、女性は65～75ぐらいだと思います。脈拍数は、運動すると当然、多くなります。そこで、運動の後、再び脈拍数を数えてみてください。高齢者の場合、このときの心拍数が、120を超えるようでしたら、もう少し、ゆるやかな運動に変えたほうが良いと思います。

代謝をよくする日野原式呼吸法

階段を上るときも、ただ、ゆっくりと上るのではなく、エスカレーターに乗っている人を追い抜くペースであることがポイント。オートウォークを歩くときと同じように、「やったぁ、また1人追い抜いた」ということが愉快であり、また爽快感につながるのです。どうせやるなら、どんなことでも楽しくやろうとすることが長続きの秘訣です。

これには、ひそかなトレーニングもしました。病院の階段を1段飛ばしで上がるのです。今では、2階分ぐらいは1段飛ばしで上れますから、駅の階段で、エスカレーターの人を追い抜くなんて、朝飯前なのです。

このときに気をつけているのが呼吸です。「吐いて、吐いて、吸う」というリズムが、肺を鍛えますし、血液の流れも良くします。息を吐ききって、ふっと緩めると、スーッと酸素が入ってきます。これが腹式呼吸。

階段で足腰を鍛えつつ、腹式呼吸によって、代謝までも高めるという、まさに一石二鳥のトレーニングなのです。だれにでも簡単にできますから、ぜひ試してみてください。

年齢、体質に合った運動を

あなたの体質に最適な運動法は

激しい運動で、カロリーを消費すればいいというものではありません。スポーツジムに行くと、苦しそうな表情で身体を動かしている人を見かけますが、〝かえって身体を痛めることにならなければいいけれど……〟と心配になります。10代、20代ならともかく、中高年になってからの無理な運動は避けたいもの。日野原先生のアドバイスに従って、最大脈拍数が120を超えないように配慮しましょう。

運動も食習慣と同じで、今日、身体に良いことをしたから、すぐに結果が出るというものではありません。気長に毎日続けることが何よりなのです。

強いストレスを感じた際に、普段より運動に時間をかけるという方法もあります。ストレスによって、過食になってしまうと悩んでいる人もいるでしょう。ストレスを感じたら、まず身体を動かすこと。運動を活用すれば、過食が予防できるかもしれません。そこで、運動の選び方ですが、体質によって相性の良い食べ物と悪い食べ物があるように、運動にも、合うものと合わないものがあります。たとえば、代謝の良いタイプなら、激しい運動をしてもかまいませんが、体力のないタイプには、動きの静かなストレッチ体操が合っています。

タイプ別に、ふさわしい運動を紹介しておきますので、参考にしてみてください（タイプの説明は、115～117ページ参照）。

【木タイプ】ストレスがたまると、イライラして怒りっぽくなります。血液も滞りがちになりますので、こういうときは、身体を動かして汗を流すことです。ジョギングやエアロビクスなどがおすすめです。

【火タイプ】ストレスが嵩じると、息切れ、動悸、不眠、便秘などに悩まされます。解消法は、身体を動かしてたまった熱を発散すること。汗を流すスポーツより、水泳などが良いでしょう。

【金タイプ】ストレスによって、気力が失われて疲れやすくなります。風邪なども引きやすくなります。対処法としては、山登りや水泳がぴったり。ストレスで衰えた肺の働きを良くします。

【土タイプ】ストレスに弱く、くよくよ際限なく悩みます。胃腸の働きが悪くなり、倦怠感《けんたい》に気持ちは沈むばかり。ストレッチやヨガなど、ゆるやかな動きでリラックスしましょう。

【水タイプ】ストレスを受けると、無気力になり、風邪を引きやすくなったりします。腎臓の働きも悪くなり、だるさを覚えることも。激しい運動は避けて、軽いストレッチやウォーキングなどで身体をほぐしましょう。

心の未病を吹き飛ばそう

オートウォークやエスカレーターを脇に見て、早足で歩く日野原先生の姿が目に浮かぶようです。きっと、1人抜くたびに嬉しそうな笑顔を浮かべていることでしょう。どんなことでも楽しんでやるという考え方は素敵です。本当に、人生そのものを楽しんでいるのですね。疲れているときは、誰でも階段よりエスカレーターを選びます。けれども先生は、どんなに疲れていても階段のほうへ足を向けるでしょう。そこに楽しみを見出しているからです。身体だけでなく、心も健康なのです。

先生の食習慣や運動習慣を見習うと同時に、こうした気の持ち方についても見習ってもらえたらと思います。なぜなら、身体の未病からではなく、心の未病から病気になってしまう人がとても多いからです。すべてをマイナスに受け止めて、自分から心配事をつくり出していく――。そういう人は、どんなに食習慣に気をつけても、気持ちを切り替えない限り、健康は望めないでしょう。

この本では、日野原先生の習慣にからめて、先生の貴重な体験も紹介していますが、なかには〝ちょっと無茶だなぁ〟と思う体験もあります。真似をするには勇気がいると感じる人もいることでしょう。

もちろん、それをそのまま実行する必要はありません。学ぶべきは、先生の前向きな態度、楽しく生きることに対する貪欲さです。人間はやる気になれば何でもできる、そして、けっこう強いものだということも学びとってもらえたのではないでしょうか。

あとがき

この本を出版するに至ったきっかけは、昨年秋のテレビ収録でした。「楽食美人」（ＢＳフジ）という、私がパーソナリティーを務める番組に、ゲストの１人として日野原先生をお迎えすることになったのです。「楽しく食べていつまでも若々しく健康に」をテーマとしたこの番組に、先生がいらっしゃることになり、収録日を大変楽しみにしていました。

先生とお会いするのは8年ぶりだったと思いますが、私はこの再会に驚きを隠せませんでした。まず、先生の記憶の確かなこと。かつて私は、健診学会において先生から表彰していただいたことがあり、そのことを先生はしっかり覚えておいででした。さらに、つやつやとした肌と穏やかな笑顔、軽やかな歩き方、そのどれもが若々しく、96歳という年齢をまったく感じさせなかったのです。

この20年間、私は未病を治すための研究に全身全霊を捧げてきました。ことに健診の際の数値について、異常値との境界域から正常値に戻すことに力を注ぎました。しかし、これで本当に健康になったといえるのか、幸せといえるのか……、ずっと疑問に思っていました。

その疑問が、日野原先生との再会によって解けていくのを感じました。先生の表情はいきいきとして、幸福感にあふれていました。人間にとって、何より大切なのは、喜びをもって生きることだと気づかされたのです。

そうだ、未病を治すことをゴールのように考えていたからいけないのだ。それは、ひとつのプロセスに過ぎない。大切なのは無病のまま、幸せに生きること。未病を治すだけではなく、無病へと導くことこそ、私に与えられた使命なのだ。

日野原先生のお元気な姿が、生きているデータにさえ見えました。

では、無病を貫く方法をどのように伝えていくか。こう考えたとき、医者としてだけでなく、1人の人間として、生き方を伝えることだと思いました。生き方とは、わかりやすくいえば養生のことです。養生のなかでも、もっとも大切なのが食養生、つまり食習慣ということになるのです。

「福は口から、病も口から」——中国に伝わるこの諺を指針として、私は、日本人の体質と食事との関係性について長年研究を続けてきました。日野原先生が実践されてきた食習慣と私がライフワークとして続けてきた研究の成果、これらを融合することで、多くの人を未病から無病へと誘うことができれば、これ以上のことはありません。

これからの人生を楽しく生きるために、あなたの食習慣を見直す1冊になればと願っています。

劉影

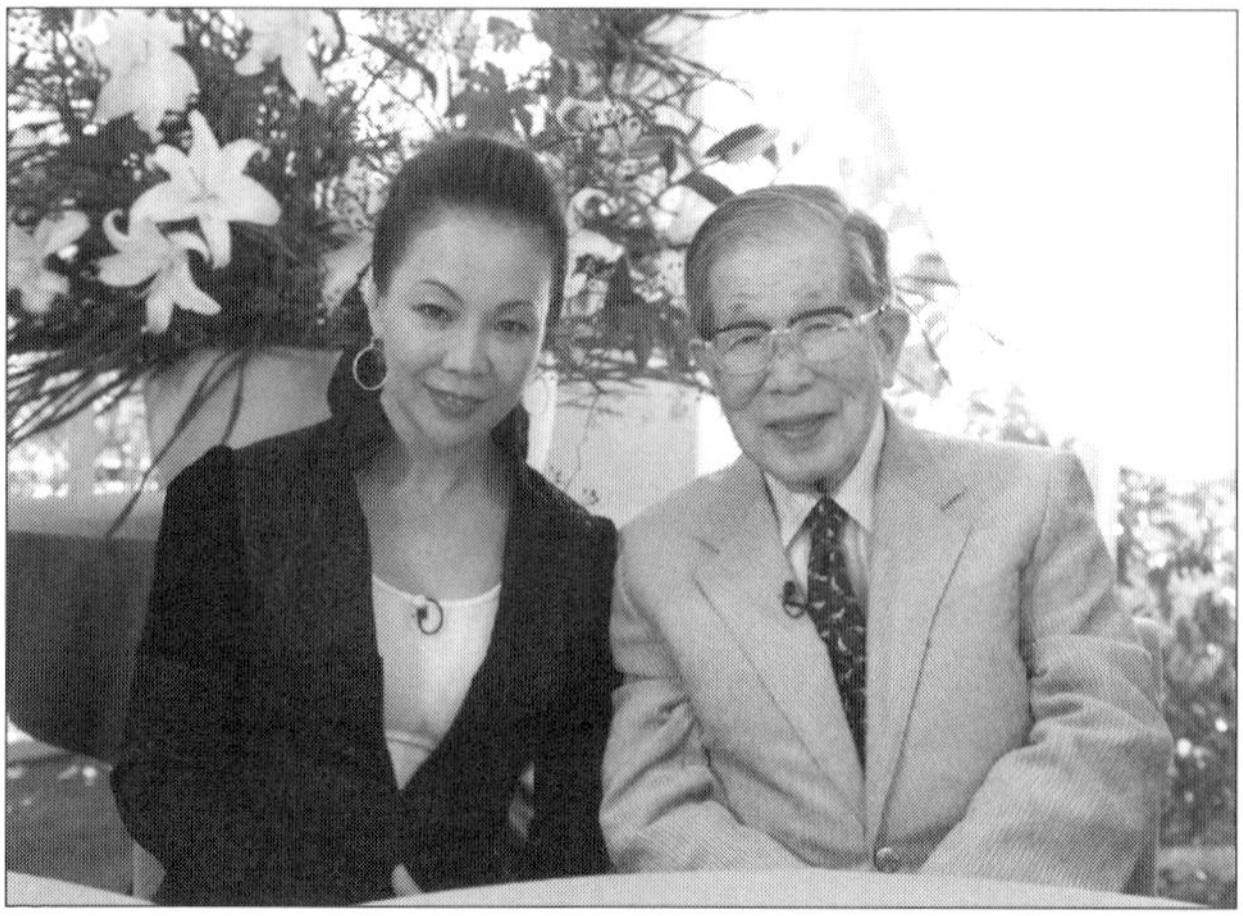

著者紹介

日野原重明　1911年山口市生まれ。聖路加国際病院理事長・同名誉院長、聖路加看護大学名誉学長。財団法人ライフ・プランニング・センター理事長。日本音楽療法学会理事長。日本に米国医学を導入した第一人者。患者参加型医療・予防医学・終末医療の推進など画期的な医療改革に貢献し、医学・看護教育にも尽力した。高年化社会の現在は「新老人運動」を提唱。著書多数。

劉影（リュウイン）（帰化名：天野 暁）　日本未病医学研究センター所長、医学博士。順天堂大学医学部内科学教室・消化器内科講座・非常勤講師。北京首都医科大学客員教授。特定非営利活動法人／気血水研究会理事長。未病医学の先駆者として、特定保健用食品の研究開発はじめ、未病医学の治療や女性のアンチエイジングの研究などで実績をあげる。著書多数。
日本未病医学研究センターホームページ
http://www.mibyo-center.org/

病気《びょうき》にならない15の食習慣《しょくしゅうかん》

2008年2月15日　第1刷
2008年6月1日　第6刷

著　者　日《ひ》野《の》原《はら》重《しげ》明《あき》
　　　　劉《りゅう》影《いん》

発行者　小澤源太郎

責任編集　株式会社プライム涌光
電話　編集部　03(3203)2850

発行所　株式会社青春出版社
東京都新宿区若松町12番1号〒162-0056
振替番号　00190-7-98602
電話　営業部　03(3207)1916

印刷　錦明印刷　製本　大口製本

万一，落丁，乱丁がありました節は，お取りかえします。

ISBN978-4-413-03665-8　C0077